Wie wär's mal mit was Süßem?

Geschichten mit dem Diabetes

Ralf Yamamoto

Bildnachweise:

Ralf Yamamoto, Google Earth®, Elisa Heymann, Nadine Lehmann, Guido Syska, NHK®, Mareike Jansen

© 2012-2014 Ralf Yamamoto
2., vollständig überarbeitete und korrigierte Auflage
Titel der Originalausgabe: „Kleine süße Geschichten", erschienen bei Tredition GmbH Hamburg, 2013

Mail: bigskunk@db3.so-net.ne.jp

Umschlaggestaltung: Ralf Yamamoto
Umschlagbilder:
Oben:
Luftaufnahme „Villa Bergfried", Saalfeld/Germany
© Klinik „Bergfried", Saalfeld/Germany
Unten:
Eingangsbereich der Rennsteigklinik Tabarz/Germany
© Peter Ditter. Tabarz/Germany

ISBN-10: 1496189841
ISBN-13: 978-1496189844

Für die wichtigsten Menschen in meinem Leben:

meine Frau Kazumi

und

meine allerbeste, treueste, ehrlichste und bescheidenste Freundin

Anja

INHALTSVERZEICHNIS

Vorwort

Wie wär's mal mit was Süßem?

Woran denken Sie, wenn Sie den Titel lesen? Denken Sie an Kinder? Denken Sie an Tiere? Denken Sie vielleicht sogar an Naschereien? Oder denken Sie gar an die schönste Nebensache der Welt? Sollten Sie das wirklich machen, dann liegen Sie, wie ich Ihnen gestehen muss, vollkommen daneben. Tja, aber wie sagten schon die alten Lateiner: „Errare humanum est", Irren ist menschlich.

Nein, in den hier erzählten Geschichten geht es um nichts von dem, was oben aufgezählt wurde. In den Geschichten geht es um Zucker, jedoch nicht um die weißen Kristalle, die Sie sich vielleicht in den Morgenkaffee schaufeln, sondern um genau den, den Sie, und Sie, und Sie da links, und auch Sie da hinten, in Ihrem Blut haben.

Die Geschichten handeln vom Diabetes, Diabetiker sind die Hauptakteure, oder die Handlung spielt an einem Ort, an dem Diabetiker zu finden sind: in einer Klinik oder in einer Einrichtung zur Rehabilitation, einem Café, einer Arbeitsstelle. Eigentlich ist das auch vollkommen egal, alle Geschichten haben auf die eine oder andere Art etwas mit dem Thema Diabetes zu tun.

Auf einiges aber müssen Sie leider weitestgehend verzichten, auf die wirklichen Namen von Personen zum Beispiel. Sollte ich wirklich einmal Namen benutzen, dann werden dies nur fiktive Namen sein.

Also dann, lassen Sie uns beginnen.

Ach ja, erwarten Sie bitte an dieser Stelle von mir keine fachwissenschaftliche Abhandlung zum Thema Diabetes. Hierzu finden Sie im Internet und im Buchhandel weit mehr und bessere Literatur aus berufenerer Feder.

An dieser Stelle soll es nur darum gehen, Ihnen zu zeigen, dass das Leben mit einem Diabetes keineswegs so trostlos und freudlos ist, wie man es manchmal hört. Die notwendigen Erklärungen werde ich an den entsprechenden Stellen einbauen. Dann können Sie wirklich verstehen, um was es geht. Danach können Sie dann das Geschehen auch nachvollziehen, also, nur keine Panik.

Wenn Sie aber nach dem Lesen von sich sagen können, dass Sie doch das eine oder andere dazu gelernt haben, wenn Sie hinterher sagen können, dass Sie die Handlungen eines Diabetikers jetzt etwas besser verstehen und nachvollziehen können, dann habe ich im Grunde genommen viel mehr erreicht, als ich eigentlich wollte und ich wäre mehr als angenehm angetan.

Vielleicht sollte ich noch erwähnen, dass ich selbst seit mehr als vierzig Jahren ein ganz Süßer bin. Habe ich mich jahrelang mehrmals täglich spritzen müssen, hänge ich als Pumpenträger seit 1990 ständig an der Nadel.

Und - ich lasse mir von nichts und niemandem das Leben vermiesen und von einem Diabetes mellitus mal gleich gar nicht.

Was ich Ihnen hier erzählen möchte und werde, sind nur einige Erlebnisse aus einem langen Diabetikerleben. Die Geschichten kommen aus Ostdeutschland und spielen im Westen des Landes, sie geschahen in Japan, in dem Land, in dem ich mein neues Zuhause gefunden habe. Die Ereignisse geschahen zu verschiedenen Zeiten. Es sind lustige Geschichten, aber Sie werden auch traurige Episoden finden.

Ich lege keinen Augenmerk auf irgendeine Reihenfolge oder Wertung. Warum auch? Alle Ereignisse haben einen Wert, und wenn es nur der von Erinnerungen ist. Schließlich sind es die Erinnerungen, die uns niemand mehr nehmen kann, und es sind die Bilder, die wir in unserem Gehirn gespeichert haben, die uns zum Lernen reizen, aus denen wir teilweise unsere Kraft schöpfen, die uns ganz nebenbei so manche trübe Stunde versüßen.

Ach ja, bevor es nun aber richtig losgeht, möchte ich Sie noch darauf hinweisen, dass die Titel der Geschichten ganz bewusst so gewählt wurden, wie Sie diese lesen können. Ich will ein wenig mit Worten spielen, manchmal auch ganz bewusst eindeutig zweideutig sein, aber immer auf das Thema bezogen.

Nun geht es aber wirklich los.

Lehnen Sie sich entspannt zurück, legen Sie sich die CD mit Ihrer Lieblingsmusik in den Player, zünden Sie die Kerze an und machen Sie es sich gemütlich, genehmigen Sie sich einen Tee und nehmen Sie ab hier teil am süßen Leben eines Diabetikers.

Ich jedenfalls wünsche Ihnen nur noch eines:

Viel Spaß!

Rasante Fahrt

Begleiten Sie mich nun auf eine rasante Fahrt kreuz und quer durch die Erinnerungen. Die Geschichten, die Sie ab hier lesen, sind alles nur Erinnerungen, aber bewusste Erinnerungen.

Die Erinnerungen, um die es nun gleich gehen soll, sind die ersten bewussten Erinnerungen aus meinem Leben. Eigentlich sind es nur Splitter von Bildern, Fetzen von Gedanken und es wird sicher eine rasante Fahrt. Ich glaube aber, dass es für mich die wichtigsten Bilder sind.

Man sagt, dass die bewussten Erinnerungen im Alter von etwa drei Jahren einsetzen. An all das, was vorher geschehen ist, soll sich wohl niemand mehr erinnern können. Oder haben Sie etwa Bilder aus Ihrer Zeit als Säugling im Gedächtnis? Ich kann das von mir jedenfalls nicht behaupten. Dies kann aber auch an mir liegen, ich will das absolut nicht ausschließen. Wie kann ich das auch?

Die ersten Bilder, an die ich mich bewusst erinnern kann, sind mir viele Jahre lang als unwahr erschienen. Ich habe lange gebraucht, bis ich diese Teile in das Puzzle meines Lebens einbauen konnte. Es gibt zwischen den einzelnen Bildern und Filmfetzen keinen Zusammenhang, der sich schnell einstellt. Vielleicht können Sie aus einem vollbärtigen Gesicht, einer weißen Fahne, einem alten Haus, einer Wiese mit einer Unmenge von Blumen und Blüten, einem blauen Hosenanzug, dem Anblick von Fallschirmspringern und einem Gitterbett einen Zusammenhang herstellen? Das ist gar nicht so einfach, nicht wahr? Denken Sie an dieser Stelle bitte nicht über die eindeutig existierenden Möglichkeiten von Zusammenhängen zwischen den von mir genannten Bilder nach, Sie werden es nicht schaffen. Ich habe mehrere Jahre benötigt, eben diesen einen Punkt zu finden, an dem sich alles zusammenfügt, den Punkt, an dem alles begann, den Moment, mit dem alles begann. Aber mal alles schön der Reihe nach.

Oft ist es so, dass einschneidende Ereignisse negativer Natur Aufhänger in unserem Kopf bilden, an denen sich alles festmachen lässt, von denen aus sich die Wege dann klar und deutlich darstellen lassen. So war es bei mir auch.

Es war ein paar Tage vor dem 21. Juni 1970. An diesem Tag spielte ich Maurer, so erzählten es mir jedenfalls später meine Eltern. Ich stieg dazu auf eine kleine Leiter und tat nun so, als würde ich Mörtel an die Wand werfen. Dabei bin ich wohl, so die Überlieferung, nach hinten umgefallen und mit dem Kopf auf der Kante einer niedrigen Mauer aufgeschlagen. Bei der Gelegenheit habe ich mir eine Gehirnerschütterung eingefangen. Knapp zwei Wochen später fing dann mein süßes Leben an.

Im Krankenhaus hatte eine der Schwestern bemerkt, dass ich Unmengen trank – das war schon zu Zeiten der ollen Ägypter ein mehr als untrügliches Zeichen für den Diabetes – und hatte daraufhin im Labor der Klinik eine Probe meines Urins auf ihr eigenes Risiko untersuchen lassen. Kurz darauf lag ich wie tot im Bett und alle Fachleute vermuteten, dass das mit meiner Gehirnerschütterung zusammenhing. Die mutige Schwester aber war in der Lage, dem Arzt das Untersuchungsergebnis zu zeigen und so konnte sofort mit der Diabetesbehandlung begonnen werden.

Heute, ein paar Jahrzehnte später, weiß ich, dass ich mich in einem diabetischen Koma befand. Ich weiß aber auch, dass ich genau dieser Schwester im Grunde genommen mein Leben zu verdanken habe.

DANKE, Schwester M.! Ich bin im Gegensatz zu Ihnen nicht gläubig, aber möge der Herr immer seine schützende Hand über Sie halten.

Von diesem Tag an musste ich mehrmals täglich gespritzt werden und mein Leben entwickelte sich in vollkommen anderen Bahnen, als es meine Eltern sicher für mich geplant hatten.

Das erste Bild meiner Erinnerungen ist das Bild eines bärtigen Mannes, der sich über mich beugt und mir irgendein süßes Zeug in den Mund schüttete. Ich lag auf dem Rücken in einem Notarztwagen, der mit Martinshorn und Blaulicht durch unser kleines Dorf im Osten des heutigen Freistaates Thüringen fuhr. Es ist schon irgendwie komisch, aber ich kann mich noch genau daran erinnern, dass wir an einem Haus vorbeikamen, dass in dem Dorf, in dem ich lebte, als „das Kirschhaus" bekannt war. Woher der Name kam? Ich habe keine Ahnung, es gab weit und breit keine Kirschbäume, an den Straßenrändern standen nur Birnbäume. Es ist auch vollkommen nebensächlich, nicht mehr als eines der vielen Details am Rande.

Im oberen Winkel des Fensters sah ich eine weiße Fahne im Fahrtwind flattern, gedämpft hörte ich den schrillen Klang des Martinshorns. Ich sah direkt in das Gesicht des Mannes, der sich über mich beugte, sah auf seinen Vollbart, sah sein Lächeln und ich spürte wieder den widerlich süßen Geschmack im Mund. Man, war das widerlich. Nie wieder so etwas!

Dann doch lieber das Dunkel, das mich kurz darauf wieder umfing, lange anhielt und noch immer anhält.

Komischerweise sind die nächsten Bilder, an die ich mich erinnern kann, nicht nur einzelne Bilder aus einer bestimmten Situation. Im Hauptspeicher meiner Erinnerungen sind vielmehr mehrere kleinere Filmsequenzen abgelegt, die zwar auch nicht den Hauch eines direkten Zusammenhangs bilden, die jedoch schon wesentlich einfacher zu deuten und auch zu interpretieren sind. Diese Szenen ergeben schon in sich einen Sinn. Was mich verwirrt, ist allerdings die Tatsache, dass diese Schnipsel allesamt zu einem einzigen singulären Ereignis passen, das sich in den allerjüngsten Jahren meiner Existenz ergab.

Man hatte also bei mir den Diabetes festgestellt und ich musste mich nun auch erst einmal darauf einstellen. In dem Alter von drei oder vier Jahren, so alt war ich damals, ist doch noch jede Spritze ein Horrortrip. Alleine der Gedanke an den Einstich treibt vielen Menschen sogar als Erwachsenen den kalten Angstschweiß auf die Stirn und jede Menge Adrenalin ins Blut. Wie auch immer, ich hatte keine Wahl, ich musste mich irgendwie an diese Tatsache gewöhnen und sie als das akzeptieren lernen, was sie war: eine feststehende, unabänderliche Tatsache.

Hatte ich denn etwa eine Wahl? Wie sagt man so schön: Friss oder stirb! Genau das galt damals auch für mich, auch wenn es sich hart anhören mag.

Wo lernt man nun am Besten, so eine Situation anzunehmen? Vielleicht in einem Sanatorium, zusammen mit vielen anderen, die mit einem das Schicksal teilten?

Also machte ich einen Ausflug in die Stadt Garz auf Rügen, der größten Insel der DDR. Meine Mutter brachte mich hin und holte mich auch wieder ab. Das weiß ich noch, daran kann ich mich noch ganz eindeutig erinnern. Was jedoch auf der Fahrt geschah? Keine Erinnerung. Wie lange ich in Garz war? Mal ganz ehrlich, Sie können schon komische Fragen stellen. Woher soll ich das denn heute noch wissen, das war vor mehr als vierzig Jahren.

Nun werden Sie sich aber sicher fragen, wieso ich mich noch an das Abholen durch meine Mutter erinnern kann. Diese Frage möchte ich Ihnen gern beantworten.

Die Erzieherinnen, die uns betreuten, hatten mir für den Tag der Entlassung genau den blau-gelben Strickhosenanzug bereit gelegt, den meine Mutter für mich gestrickt hatte. Ich hasste diesen Anzug, er kratzte und juckte auf der Haut, aber an eben diesem Tag musste ich ihn anziehen. Wie ich es ja schon weiter oben sagte, oftmals sind es die unschönen Ereignisse, an denen wir unsere Erinnerungen festmachen.

Meine Mutter aber stand schon auf dem Gang und ich rannte ihr schnell entgegen, rannte in ihre Arme. Nun, welches Kind freut sich nicht, wenn es die Mutter sah? Und der Hosenanzug kratzte und juckte auf der Haut, es war einfach furchtbar. Irgendwann wurde ich noch einmal umgezogen, wahrscheinlich hatte die Erzieherin meiner Mutter gesagt, dass ich diesen Anzug absolut nicht anziehen wollte. Nun ja.

Aber diese Szene ist nur das Ende einer Kette von Szenen, die sich in Garz in mein Gedächtnis gebrannt haben, aber noch immer keinen direkten Zusammenhang ergeben wollen.

Eines Tages waren wir spazieren gegangen. Der Weg führte uns auf eine Wiese, auf der sicher Abertausende von Blüten zu sehen waren. Ich habe sie nicht gezählt, also bitte, nageln Sie mich jetzt nicht auf eine genaue Zahl fest. Wie auch immer, es war wirklich ein sehr schöner Anblick. Und wir Kinder tobten über die Wiese, wie es Kinder nun einmal machen, wenn sie die Gelegenheit dazu haben. Hoch über unseren Köpfen der blaue Himmel, an dem nur wenige Wolken zu sehen waren. Unter den Wolken sahen wir dann auch zwei oder drei oder vier oder … Flugzeuge, die ziemlich tief und relativ langsam flogen und aus denen sich dann plötzlich viele kleine schwarze Punkte lösten, die sich zu einer unregelmäßigen Reihe formten und schnell dem Erdboden näher kamen. Bald wurden die Punkte als Menschen erkennbar, es waren Fallschirmspringer, wie wir bald sehen konnten. Die Schirme öffneten sich einer nach dem anderen, der Fall der Springer wurde so verlangsamt und es dauerte für uns Kinder fast eine Ewigkeit, bis die ersten Springer den Boden berührten. An das Hoheitszeichen an den Flügeln der Flugzeuge kann ich mich nicht, ich wiederhole: NICHT, erinnern. Ich weiß nicht, ob es polnische, russische oder deutsche Soldaten waren, die da aus den Flugzeugen sprangen und als Fallschirmspringer wieder zur Erde zurückkamen.

Und wie binden wir nun noch ein Gitterbett so in die Geschichte ein, dass das Ganze einen Sinn ergibt? Wie ich vermute, wollen Sie das nun auch noch wissen, oder etwa nicht?

Nun, wir schliefen damals in Gitterbetten, wie eigentlich alle Kinder in diesem Alter. Es bewahrte uns im Schlaf vor Stürzen aus dem Bett und so garantiert auch vor der einen oder anderen schlimmeren Verletzung.

Nach dem Mittagessen mussten wir immer Mittagsruhe halten, und das erfolgte eben auch in den Gitterbetten. Die Gardine wurde vor das Fenster des Zimmers gezogen, damit es im Raum ein wenig dunkler wurde, und dann sollten wir eigentlich wie artige Kinder schlafen. Sollten! Aber meist schliefen wir nicht, sondern spielten, tobten oder trieben Unmengen an Unfug.

Der Junge, der mit mir im Zimmer war, hatte eine, nun ja, recht unschöne Art, für Abwechslung zu sorgen. Eines Tages sagte er im Tone der tiefsten Überzeugung:

„So, ich gehe jetzt auf das Klo."

Er rollte die Decke in einer Ecke seines Bettes zusammen, stellte sich davor, zog die Hosen runter und – pinkelte auf die Decke. Im ersten Moment dachte ich, er würde nur so tun, es sei nur Teil des Spieles. Er machte es aber immer wieder, eigentlich viel zu oft für einen Jungen in seinem Alter in der kurzen Zeit der Ruhe. Erst am Ende der Mittagsruhe, als die Erzieherinnen uns anziehen wollten, wurde deutlich, dass es für ihn kein Spiel war. Er hatte die Bettdecke als Toilette benutzt, als reale Toilette. Sicher waren sie böse auf ihn, aber sie schimpften nicht. Eine der Betreuerinnen ließ hingegen sofort den Zucker kontrollieren, der viel zu hoch war. Mit all dem Wissen, das ich heute, viele Jahre später, habe, kann ich das auch erklären und es wird einfach nur logisch, aber damals? Da sahen wir das alles noch anders, da fehlte uns Kindern einfach noch das Wissen um die Zusammenhänge.

Ja, so begann das damals. Das war der Anfang meines süßen Lebens und auch der Anfang meiner Erinnerungen. Sicher, nur Schnipsel, nichts Zusammenhängendes. Aber für mich wird es immer der Anfang bleiben, egal, wie alt ich auch werden mag.

Folgen Sie mir nun auf meinen Erinnerungen, begleiten Sie mich auf einem langen Weg voller Höhen und Tiefen, gespickt mit Siegen und Niederlagen.

Lassen Sie sich nebenbei auch einiges zum Thema Diabetes erklären. Nein, keine Angst, das geschieht nicht mit Fachreferaten, sondern mit Geschichten aus dem Leben.

Die Sache mit dem Reh

Ich weiß noch genau, wann es war. Wichtig für die Sache selbst ist es an sich nicht, aber ich möchte Fragen vorbeugen, die vom Thema ablenken könnten. Es waren nur ein paar Tage seit der Währungsunion mit der damaligen BRD vergangen und wir haben unseren guten alten Mocca-Fix-Kaffee schon stolz mit der D-Mark bezahlt.

Mein Freund und ich hatten ein paar Tage, bevor diese Episode passierte, nach einigen Jahren Wartezeit unsere ersten Insulinpumpen bekommen. Nicht nur für uns waren die Geräte neu, auch in der Noch-DDR waren sie es.

Ich zum Beispiel stand etwas mehr als fünf Jahre auf einer langen Importliste für Insulinpumpen und hatte mich in dieser Zeit langsam und mühselig auf Platz einhundertvierzig eben dieser Liste vorgearbeitet. Durch eine rasend schnell voranschreitende Verschlimmerung der Stoffwechselsituation während der letzten Monate vor der finanztechnischen Vereinigung beider deutscher Staaten machte ich einen Satz nach oben und stand nun auf Platz vier oder fünf jener Liste, was mich in den Genuss eines sehr angenehmen Privileges brachte. Ich war einer der ersten Patienten in der DDR, die aus einer Spende eine Insulinpumpe aus Holland bekamen, wie mein Freund eben auch.

Was eine Insulinpumpe ist? Nichts anderes als ein kleiner dummer Computer in der ungefähren Größe einer normalgroßen Schachtel Zigaretten, mit dem man versucht, die Versorgung des Körpers mit ausreichend Insulin sicherzustellen, also die natürliche Funktion der Bauchspeichedrüse nachzuahmen, den ganzen Tag, ohne jede Unterbrechung. Kein Spritzen mehr alle paar Stunden, eine

Erleichterung ohne Gleichen. Man hängt stattdessen nur vierundzwanzig Stunden vom Tag an der Nadel, auch keine wirklich schlechte Alternative.

Nun hatten wir aber das Problem am Hals, alle zwei, drei Stunden im Labor der Klinik, in der wir uns aufhielten, den topaktuellen Blutzucker bestimmen zu lassen. Das Lästige an der Sache war nicht die Bestimmung des Blutzuckers als solche, lästig hingegen waren die Märsche in das Labor, das Unterbrechen der Dinge, mit denen man sich gerade beschäftigte, das Warten und die mehr oder weniger sinnfreien Gespräche der Leute, die auch auf ihre Ergebnisse warteten.

Wir kamen also aus der Cafeteria der Klinik, die sich nur etwa 300 Meter vom Labor entfernt in einem modernen Neubau befand. Es war Sommer, es war heiß und wir waren ein wenig angespannt. Hatte uns der Labortermin doch von einer Partie Schach losgerissen, die gerade begann, spannend zu werden, und, was noch viel schlimmer war, von unserem Lebenselixier, unserem heiß geliebten Kaffee.

Der Weg zum Labor war jedoch angenehm zu gehen. Im milden Schatten noch relativ junger Bäume führte eine asphaltierte Straße zu einem alten Gebäude im Stile eines Schlosses. Kurz vor einem großen schmiedeeisernen Tor dann einmal nach rechts abbiegen, den Plattenbau der damals noch neuen Klinik für Kinder und Jugendliche rechts liegen lassen, dann links die sieben Stufen ersteigen, die breite Tür durchschreiten, im Gebäude nach links wenden und am Ende der Warteschlange anstellen.

Beim Warten zählten wir manchmal die kleinen Fliesen, mit denen man den Fußboden ausgelegt hatte. Sie waren blau und gelb, hatten eine Kantenlänge von etwa zwei Zentimetern und fehlten an einigen Stellen schon ganz. Sie waren dann durch grauen Beton ersetzt worden. Nein, ein Muster war bei der Farbwahl nicht zu erkennen, nur jene Stellen, an denen sich immer besonders viele Menschen versammelten, wie eben vor dem Labor, waren deutlich zu erkennen. Von der Decke des Flures hingen in metallenen Halterungen neben den normalen, teilweise isolierten Rohren für Heizung und für das normale, warme und kalte Wasser auch durchsichtige Glasrohre, die destilliertes Wasser aus einer zentralen Bereitstellung in alle möglichen Richtungen und Räume leiteten.

Hier, im „Zentralinstitut für Diabetes ‚Gerhardt Katsch' Karlsburg", wurde nun einmal nicht nur gemessen, hier wurde auch geforscht.

Etwa zwanzig Menschen standen an diesem Tag schon in der Schlange vor uns. Wir waren wieder einmal, und wie so oft, viel zu spät losgegangen. Aber die Reihe hinter uns wurde schnell noch länger.

Irgendwann durften auch wir in den Raum, in dem uns das Blut abgenommen wurde. Ein langer, etwa hüfthoher Schrank mit unzähligen Schubladen stand an der Wand, darauf alles, was man für die Blutentnahme benötigte. Gegenüber, an einer dünnen Trockenbauwand, die den Patientenbereich vom reinen Laborabschnitt trennte, standen ein paar Stühle für die Patienten, die nicht mehr so fit waren wie wir.

Eigentlich ist so eine Blutentnahme für einen Diabetikern keine große Sache. Man suchte seinen Namen in einer langen Liste, machte einen Haken dahinter, merkte sich die Nummer, hinter der man seinen eigenen Namen gefunden hatte, ließ sich dann wahlweise aus dem Ohrläppchen oder der Fingerkuppe einen Tropfen Blut entnehmen, nannte die Nummer und nach einigem Suchen füllte die Laborantin das Blut dann in eine kleine Plastikphiole, in der sich eine glasklare Flüssigkeit befand. Ich kann heute nicht mehr sagen, ob es schon Wasser oder noch Essigsäure war, die man in den ganz alten Zeiten zum Lösen der im Blut vorhandenen Glukose verwendete.

Danach verließ man das Labor wieder und wartete dann geduldig vor der Labortür auf den brandaktuellen

Wert des Blutzuckers, der einem meist nur wenige Minuten später genannt wurde, zusammen mit den Werten der anderen Patienten.

In so einem Moment ging jedem, wie wir aus eigenem Erleben wussten, alles Mögliche und Unmögliche durch den Kopf. Was hatte man vorher gegessen oder getrunken? Wie viel Insulin hatte man dazu gespritzt? Stimmte auch das dabei gewählte Verhältnis zwischen Essen und Insulin? Hatte man sich viel bewegt oder nur faul herum gehangen? In anderen Worten: Man machte sich Gedanken und Sorgen.

Warum wir uns Sorgen und Gedanken machten?

Wir hatten in der Cafeteria nicht nur dem Schach und dem Kaffee zugesprochen, sondern auch Würstchen gegessen und normale, also mit Zucker hergestellte, Cola eines amerikanischen Getränkeherstellers aus den typisch geformten Flaschen getrunken. Warum sollten wir uns in der Klinik anders verhalten als zu Hause? Nur, weil wir in der Klinik waren?

Unter den mit uns Warteten befand sich auch eine deutlich übergewichtige Frau Mitte der Fünfziger, die uns schon mehr als nur einmal weniger angenehm aufgefallen war. Ihr Rock spannte um Hüfte und Gesäß, die viel zu enge Bluse betonte ihren ohnehin opulent ausgestatteten Oberkörper auch nicht wirklich vorteilhaft.

Wir wussten, dass sie aufgrund ihres Übergewichtes große Probleme mit ihrem Stoffwechsel hatte, hörten ja auch immer wieder ihre Werte und sahen hingegen aber auch, was sie zu sich nahm. Wie sagte mein dann Freund immer?

„Zwanzig Kilo weniger und alles kommt wieder ins Lot."

Wir hörten durch die Tür zum Labor den alten Nadeldrucker, den wir in einer Ecke gesehen hatten, rattern und begannen, laut loszulachen.

„Das müssen unsere Werte sein", sagte ich besonders

laut. Das Rattern des Druckers wollte einfach kein Ende nehmen. Wir wussten natürlich, dass es zwischen dem Druckergeräusch und unseren Werten absolut keinen Zusammenhang gab, aber es machte uns einfach Spaß, die anderen Patienten ein wenig zu erschrecken.

Endlich öffnete sich eine zweite Tür zum Labor und eine eher kleine Frau in einem weißen Kittel trat auf den Flur, um die aktuellen Werte zu verkünden. Unsere Blicke waren gespannt auf ihre Lippen und den Zettel gerichtet, den sie in den Händen hielt und von dem sie gleich die Werte wie einen Papstsegen verlesen würde.

Müller, Meier, Schulze, Schmidt oder Lehmann, diese sehr seltenen Namen waren uns, mit Verlaub gesagt, vollkommen schnuppe. Wir warteten auf die unseren. Als Erster wurde der von meinem Freund genannt.

„Sechs Komma fünf", sagte der kleine Vampir, wie die Frau, eine überaus nette und korrekte Laborantin mit super wahnsinnig weichen Fingern übrigens, von uns gern und voller Hochachtung genannt wurde. Der Wert meines Freundes war vollkommen in Ordnung und passte auch ins Gesamtprofil seines Tages. Als nächster wurde mein Wert genannt, der mit fünf Komma drei sogar noch besser war als der von meinem Freund.

Wir trugen die gehörten Werte in unser Protokollheft ein und wollten schon wieder an die Schachpartie zurückkehren, die noch in der Cafeteria auf uns wartete, als wir noch den aktuellen Blutzucker unserer Freundin hören konnten. Selbst wenn man unsere Werte addierte, kam die Summe nicht an die Höhe ihres Wertes heran.

„Ich verstehe das nicht", rief sie daraufhin laut in den Flur. „Die jungen Männer da vorn essen Würstchen, trinken eine Cola nach der anderen und haben die besten Werte. Und ich esse gerade mal eine halbe Paprikaschote und mein Zucker ist viel zu hoch."

Sie drehte sich sichtlich erzürnt um und stapfte mit schwerfälligen Schritten durch den Flur, aber in die von uns aus gesehen entgegen gesetzte Richtung.

Es ist und bleibt wohl immer und überall das Gleiche. Andere Menschen sehen nur, wenn ein Diabetiker isst oder trinkt. Nur die Wenigsten von ihnen sehen aber auch, wie man sich das notwendige Insulin spritzte.

„Tja", sagte mein Freund. „Da springt sie über den Flur wie ein Reh. Oder wie heißt das große graue Tier mit dem Rüssel?"

Spaß im Glas

Stellen Sie sich eine kleine Gaststätte in einem verträumten Dorf nahe der Ostsee vor. Ein relativ kurzer Tresen, etwa acht Tische für jeweils vier Personen und einen großen Tisch, an dem acht Menschen Platz finden. In einer Ecke der Stammtisch, an dem die saßen, die immer dort saßen. Im Lokal wurde immer gute Musik gespielt, auf einem Regal an der Wand stand ein Fernseher, mit dem man aktuelle Nachrichten sehen konnte.

Es war noch zu DDR-Zeiten. Wie jetzt? Gab es denn damals schon Fernsehen?

Aber sicher doch, und nicht alles war dabei nur von den Interessen der ostdeutschen Einheitspartei gesteuert. Die „Aktuelle Kamera" am Abend musste einfach sein, wenigstens die Bilder sollte man sich angesehen haben. Man wollte ja schließlich auch mitreden können, nicht wahr? Oder kommen Sie vielleicht ohne „Tagesschau" am Abend aus? Sehen Sie!

Stellen Sie sich nun als Nächstes eine Horde von etwa zwanzig jungen Frauen und Männern vor. Die stürmen an einem dunklen Herbstabend aus dem Regen in die Gaststätte, schütteln sich vor der Tür das Regenwasser von den Jacken und scharen sich dann um den großen Tisch für acht Personen.

Eng war es damals an unserem Tisch immer, sehr eng sogar. Teilweise saßen bis zu drei Leute auf einem Stuhl. Aber uns hat das absolut nicht gestört, ganz im Gegenteil, ohne eben genau diese Enge hätte uns etwas gefehlt, ohne sie wären wir nicht wir gewesen.

Nun, wir waren jung, alle im Alter zwischen siebzehn und zwanzig Jahren, hatten im Kopf jede Menge verrückter Ideen, Hummeln im Hintern und wir waren alle Diabetiker.

Unsere Station lag im Neubau des Klinikums, in dem wir untergebracht waren. Wir hatten dort Zimmer mit jeweils zwei Betten und eine überaus strenge Stationsschwester, die wir nicht wirklich mochten. Warum? Wir konnten das damals nicht erklären und ich kann es heute noch immer nicht. Sicher war die Art, wie sie mit den Patienten umging, ein Teil des Problems, aber eben nur ein Teil. Und die Patienten, die mit ihrer Art nicht zurecht kamen, waren sicher ein weiteres Teil des Problems, aber eben nicht mehr als nur ein weiteres Teil. Wir zum Beispiel wussten, dass sie etwas gegen Alkohol hatte. Immer wieder war sie es auch, die mit dafür sorgte, dass einige Patienten ihren Aufenthalt in der Klinik viel früher als geplant beenden mussten.

STOPP! Es ist doch wohl ein Unterschied, ob man am Wochenende mal ein Glas Bier trinkt oder ob man sich sinnlos vollaufen lässt, was viele Patienten leider fast jeden Abend taten und dadurch auch ein schlechtes Licht auf die anderen Patienten der Klinik warfen. Wir aber waren nicht alle, wir waren wir. Und – wir hatten einen verdammt gemeinen Plan, wie ich zugeben muss.

Junge Menschen hatten und haben nicht nur allen möglichen Unfug im Kopf, sondern auch nur selten genügend Geld, um diesen Unsinn auch in die Tat umzusetzen. Für uns hat es gereicht, was immer wir uns auch gönnten. Und für den benannten Abend würde es auf alle Fälle reichen. Nein, wir waren nicht arm. Und auch die Preise, ich bitte Sie. Hallo? Ein kleines Bier kostete vierzig Pfennig, ein Mineralwasser schlug mit knapp dreißig Pfennigen zu Buche, eine Fassbrause gab es zu dem Wahnsinnspreis von zwanzig Pfennigen. Ja, so war das damals.

Nun kam aber auch etwas anderes zum Tragen. Wir wussten, dass irgendjemand aus der Gaststätte immer wieder in der Klinik anrief und Patienten meldete, die sich nicht wie ein echter Diabetiker benahmen. Will sagen, die nicht Verzicht übten, sondern den Freuden des Lebens zusprachen. Nicht nur in der Gaststätte war das so, auch in der Kaufhalle und sogar in den umliegenden Orten saßen die „Spitzel" des Krankenhauses.

Nein, verstehen Sie mich bitte nicht falsch. Mir schien, dass man uns nicht wirklich bespitzelt hat, zumindest nicht im politischen Sinne. Ob das auch passierte? Es war mir egal, es ist mir egal und es wird mir auch immer egal bleiben. Dieser Teil meines Lebens liegt weit hinter mir und ist für mich abgeschlossen.

Sowohl in der DDR als auch im Rest der Welt gab es die heutigen technischen Möglichkeiten noch nicht. In damaligen Zeiten konnte ein Diabetiker nicht einfach mal schnell am Tisch eine Selbstkontrolle des Zuckers machen, alle Werte mussten in einem Labor bestimmt werden. Was heute nur noch wenige Sekunden dauert, nahm in den damaligen Zeiten noch gut und gerne zehn bis fünfzehn Minuten in Anspruch. Wenn man sich heute an die vergangenen Zeiten erinnert, kommen sie einem verdammt altertümlich vor.

Die Einstellung eines Diabetikers erfolgte damals auf der Basis von etwa vier, fünf Werten, die über den Tag verteilt ermittelt wurden. Umso wichtiger war es deshalb, dass sich die Patienten ein wenig an die geltenden Spielregeln hielten. Niemand hatte etwas dagegen, wenn man mal ein Bier trank, aber beim zwölften Einmal in der Stunde war dann doch Schluss mit Lustig. Niemand störte sich daran, wenn man sich mal ein Würstchen gönnte, solange man das dazu gehörende Brötchen auf dem Teller liegen ließ. Welche Zusammenhänge es dabei gibt, versuche ich Ihnen in der Geschichte „Kaffee einmal anders" zu erklären. Wir haben nie herausgefunden, wer uns und all die anderen Patienten immer wieder verpfiffen hat, lediglich den Wirt möchte ich an dieser Stelle einmal ausschließen. Kein normaler Mensch schnitzt freiwillig an dem Ast herum, auf dem er sitzt. Und die Patienten trugen einen großen Teil ihres Geldes geradewegs in die Gaststätte.

Ein Tisch, zwanzig Leute, und was wollt ihr trinken? Na, wie immer: zwei Flaschen Selterswasser, eine auf, eine zu, und dazu die ganz kleinen Gläser. Womit wir die Gläser für die Spirituosen meinten. Wenn wir schon feiern, dann aber richtig! Und ein Grund zum Feiern fand sich für uns eigentlich immer. Ein paar der Freunde würden uns am nächsten Tag verlassen, sie waren regulär und ganz offiziell entlassen worden. Noch ein letzter gemeinsamer Abend, noch einen letzten „Wodka Gorbatschow" - ein Glas Wasser mit nur einem Eiswürfel drin, nicht zu verwechseln mit dem echten Wodka Gorbatschow, der kam erst später in die Supermärkte - noch ein letztes Mal gemeinsam die Lieder singen.

Es war ein schöner Abend, an dem definitiv nicht nur zwei Flaschen Selterswasser geleert wurden. Wir lachten, wir scherzten, wir tranken, die Stimmung wurde immer ausgelassener, unsere Stimmen immer lauter. Obwohl wir keinen Tropfen Alkohol zu uns genommen hatten, fühlten wir uns, als hätten wir ein paar Gläser zu viel auf der Rechnung.

Doch selbst der schönste Abend geht einmal zu Ende, und unsere Rechnung von knapp fünf Mark (der DDR) lag in einer eher normalen Größenordnung. Wir verließen die Gaststätte in gelöster Stimmung, lachten unterwegs, hielten uns umschlungen, tanzten mitten auf der Straße und störten so maximal Herrn Fuchs und Frau Hase, die sich mitten auf der Kreuzung gegenseitig eine „Gute Nacht" wünschten.

An der Wache zur Klinik mussten wir, wie alle Patienten, unsere Patientenausweise vorzeigen, was wir in mehr oder weniger ordentlicher Manier erledigten. Spielen Sie mal in einer Gruppe stocknüchterner „Betrunkener" den Betrunkenen! Es ist nicht ganz so einfach, wie es sich hinterher sagt oder schreibt. Aber – das war auch Teil unseres

Planes. Wenn schon, denn schon! Wie ich schon sagte, an diesem Abend hatte unsere Lieblingsschwester Spätdienst und wir hatten die fiese Absicht, ihr den Spaß ein klitzekleines bisschen zu verderben.

Als wir mit einigen Schwierigkeiten am Eingang unserer Station ankamen - steigen Sie mal als nicht trennbare Kette von Menschen über enge Treppen in die vierte Etage eines Plattenbaues Marke DDR - warteten schon die Schwester und eine Ärztin auf uns. Die Schwester durfte allein keine Alkoholkontrollen vornehmen. Dazu bedurfte es wenigstens eines Arztes.

Zwanzig junge Leute mit nassen Jacken, die sich gegenseitig stützten und schubsten, die lallten und schwankten, die nach Kneipe stanken, das würde viel Geld in die Kasse der Klinik spülen, denn wer disziplinarisch entlassen wurde, musste die Kosten des Aufenthaltes selbst tragen. Das war schon damals so.

„Meine Damen, meine Herren!", begann die Ärztin ihre kurze Ansprache, „Wir machen heute Abend eine allgemeine Alkoholkontrolle. Haben Sie etwas getrunken?"

„Nein", lallten wir alle im Brustton der Überzeugung.

„Nun, das werden wir gleich wissen. Bitte jeder in ein Röhrchen blasen!"

Tja, was soll ich nun sagen. Wir bliesen und bliesen und bliesen, aber es zeigte sich keinerlei Reaktion. Wie auch? In reinem Selterswasser gab es noch nie Alkohol.

„Haben Sie eventuell noch so einen kleinen Luftballon zum Aufblasen?" fragte einer der Mitpatienten lachend. „Das macht so viel Spaß!"

Wir mussten nun alle laut loslachen, wir hatten unseren Spaß im Glas und die Schwester hatte, wie wir später ganz deutlich merkten, ihre Lektion gelernt, zumindest, was das Thema Spaß anging.

Keine Macht den Drogen

Tja, es ist nun auch schon wieder ein paar Jahre her.

Ich stand zu dieser Zeit kurz vor meiner Scheidung und wollte meinem Leben eine neue Wendung geben. Meine damalige Freundin, die auch aus meiner alten thüringer Heimatstadt stammte, studierte damals in Dortmund und hatte eine kleine Wohnung etwas außerhalb des Stadtzentrums gemietet, in der ich vorerst auch Unterschlupf finden durfte. Sogar der Vermieter hatte ein Herz. Wir wohnten damals sehr ruhig, ein modernes Gebäude, nicht weit entfernt von einem kleinen Bach, der von den Dortmundern allerdings als Fluss bezeichnet wurde. Nicht weit von uns der Marktplatz, verschiedene Geschäfte und Restaurants, alles in allem ein recht angenehmes Umfeld. Wenige Minuten Fußweg entfernt lag eine Straßenbahnhaltestelle. Bis in die Innenstadt von Dortmund waren es nur ein paar Minuten Fahrt mit der Straßenbahn.

Nun, eines Tages war ich wieder in der Stadt unterwegs. Es war Januar und relativ warm, zumindest für einen Januar in Deutschland. Die Menschen gingen ihrem Tagwerk nach und ich auf das Arbeitsamt, die Einrichtung also, die sich seit ein paar Jahren Arbeitsagentur oder Agentur für Arbeit nennt. Ich hatte an meinen Unterlagen ordentlich zu tragen, es war mein erster Termin bei meinem zukünftigen Arbeitsvermittler. Ich musste von der Erstmeldung auf der Agentur bis zu diesem Termin ein paar Tage warten und habe die Zeit genutzt, die Unterlagen auf Vollständigkeit zu prüfen und mich vorzubereiten.

In Dortmund selbst hatte ich, trotz einiger Bemühungen, noch keine Arbeit finden können. Und so führte mich mein Weg immer wieder in die Innenstadt, um im dortigen Jobcenter am Computer neue Angebote zu checken. Sie kennen das ja selber: Ohne Arbeit fühlt man sich nicht wirklich wohl.

Nun, ich kam aus Altenburg, einer Stadt, in der bis heute die Arbeitslosigkeit recht hoch ist. Das Leben in Dortmund war ganz anders, die Stadt größer, die Mentalität der Leute komplett anders. Kannte ich es immer so, dass man sich mit dem Nachbarn auch mal unterhält, so stieß ich hier auf eine konstante Ablehnung. Konnte es vielleicht daran liegen, dass ich aus dem Osten Deutschlands kam?

Wie gesagt, mein Weg führte mich zur Dortmunder Agentur für Arbeit. Mein Betreuer war ein netter Mann, der sich die Unterlagen genau ansah, die ich mitbrachte, mir auch einige mehr oder weniger unangenehme Fragen stellte, die Antworten zwar notierte, aber nicht kommentierte. Zum Schluss der Beratung bekam ich die Adressen von ein paar Firmen, die Angestellte suchten und wo ich mich bewerben musste. An und für sich kein Thema, etwas anderes hatte ich nicht erwartet.

Als diese Wege erledigt waren, war es Zeit für meinen Kaffee, den ich wie immer in meinem Lieblingscafé trinken wollte, einem sehr schönen und zentral gelegenem Café in der Innenstadt von Dortmund, nicht weit vom Westenhellweg. An den Namen des Cafés kann ich mich heute leider nicht mehr erinnern. Meine Freundin hatte es mir bei einem unserer ersten gemeinsamen Spaziergänge gezeigt und wir saßen gern hier. Am liebsten im oberen Teil des Cafés, auf dem großen roten Sofa und schlürften in Ruhe genüsslich unseren Kaffee.

Aber an diesem besagten Tag war ich allein unterwegs und saß im vorderen Teil des Cafés an einem Tisch nahe der Treppe, die nicht nur zum Keller und zu den Lagerräumen führte, sondern auch zu den Toiletten.

Meine Insulinpumpe hatte einen technischen Defekt und während ich auf das Ersatzgerät wartete, musste ich mit der Hand spritzen, was aber absolut kein Thema war. Ich hatte, bevor ich meine erste Insulinpumpe bekam, etwa zwanzig Jahre lang mit der Hand gespritzt, und das bis zu vierzehn Mal am Tag, ich konnte also mit Fug und Recht behaupten, über die dafür notwendige Erfahrung und Qualifikation zu verfügen.

Okay, ich bestellte mir mein Kännchen Kaffee und dazu zur Feier des Tages ein Stück Quarktorte, die ich schon immer gerne gegessen habe und noch immer gerne esse.

Ich sitze also dort und warte auf das Bestellte, als aus dem Kellergeschoss ein lautstarkes Geschrei zu hören war. Es dauerte nicht lange und ein junger Mann in einem nicht mehr ganz sauberen Parka flog im Sinne des Wortes die Treppe herauf, gestoßen von Inhaber des Café, der sich lautstark darüber ausließ, dass er in seinem Eigentum keinen Drogenkonsum dulden würde. Der Eigentümer hatte den Mann dabei erwischt, wie der sich wohl einen Schuss setzen wollte. Ob das Beobachten nun Zufall war oder der Kellerbereich überwacht wurde, ich habe es bis heute nicht in Erfahrung bringen können.

Nun ist es aber bei einem Diabetiker so, dass man vor dem Essen auch Insulin spritzen sollte oder muss. Um zu ermitteln, wie viel ich zu spritzen hatte, musste ich vorher den aktuellen Blutzucker messen. Bis zu diesem Moment war auch alles in Ordnung und glatt gelaufen. Ich habe also den aktuellen Blutzucker gemessen, etwas nachgedacht, kurz gerechnet und kam zu dem Ergebnis, dass ich mir für das Stück Kuchen vier Einheiten Insulin spritzen musste. Auf geht's! Also, die Spritze in Form eines Federhalters aus der Tasche geholt und auf den Tisch gelegt. Den langen Ärmel des Pullovers etwas

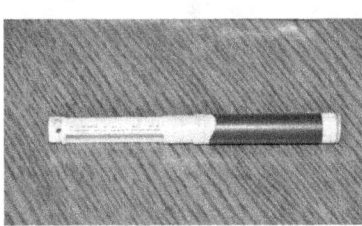
Insulinpen, © Mareike Jansen

hochgekrempelt, am Pen die errechnete Menge des Insulins eingestellt, angesetzt und – noch bevor ich mir die Kanüle in den Arm stechen konnte, stand der Chef an meinem Tisch, zog mich von meinem Platz hoch und wollte mich dann mit den Worten:

„Sich jetzt das Zeug schon am Tisch vor allen Gästen reinziehen, jetzt reicht es aber! Raus hier!" auf die unhöfliche Art zum Verlassen des Café auffordern.

„STOPP!", sagte ich, nachdem ich mich aus seinem harten Griff befreit und den Pen auf den Tisch gelegt hatte. „Machen Sie jetzt bitte keinen Fehler! Ich bin Diabetiker und muss mich spritzen. Im Portemonnaie ist mein Diabetikerausweis. Wenn Sie nicht es zulassen, dass ich mich spritze, gehe ich jetzt und bin in etwa zehn Minuten mit der Polizei wieder da und Sie werden wegen unterlassener Hilfeleistung eine saftige Anzeige am Hals haben."

„Können Sie das denn nicht auf der Toilette machen?" fragte mich der Caféinhaber zurück.

„Nein, das geht leider nicht so einfach. Wegen der Bakterien selbst auf der saubersten Toilette. Und ich habe gesehen, wie Sie mit dem Junkie umgegangen sind. Ich habe keine Lust, sein Schicksal zu teilen. Hier kann ich Ihnen zumindest versuchen zu erklären, was und warum ich das mache, oder nicht?"

Er ließ dann doch von mir ab, verlangte aber, und das mit Recht, den Diabetikerausweis zu sehen und sah sich danach auch den Pen genauer an, den ich damals benutzt habe.

Zum Spritzen von Drogen eignet sich ein Insulin-Pen in etwa so gut wie ein Igel zur Puderquaste. Wenn das Insulin der darin eingebauten Insulinkartusche aufgebraucht ist, nimmt man einen neuen Pen und legt den alten zur Seite, um ihn beim nächsten Apothekenbesuch in selbiger entsorgen zu lassen. Warum? Ganz einfach: Man kann die fest darin eingebaute Ampulle nicht selbst wechseln!

Ich zeigte dem Inhaber des Café neben meinem ganz

normalen Ausweis für Diabetiker auch noch meinen Not-fallausweis, den ich immer bei mir habe.

Er setzte sich zu mir an den Tisch, fragte mich nach diesem und jenem, beruhigte sich dabei mehr und mehr, entschuldigte sich am Ende für seine Schroffheit, die ich nun wieder gut verstehen konnte, und lud mich zum Kaffee ein.

Ich verstehe ihn gut, auch ich bin gegen jede Art von Drogen, wenn man von Koffein und Nikotin einmal ganz freundlich absieht. Aber seit eben jenem Tag waren wir gute Freunde und wann immer ich später in sein Café kam, meinen Kaffee bekam ich immer umsonst.

Ein halbes Würstchen

Wieder in einer anderen Klinik, diesmal in der schönen Stadt Saalfeld in Thüringen. Hört man den Namen der Stadt, denkt man zuerst an die wunderschönen Saalfelder Feengrotten. Ich komme vielleicht später noch einmal darauf zurück.

Vielleicht werden sich aber auch viele Patienten an die Klinik mit dem Namen „Bergfried" erinnern, in der neben Diabetikern auch Menschen mit Herzproblemen behandelt wurden. Heute ist dort eine Klinik für psychosomatische Erkrankungen untergebracht. Ich jedenfalls erinnere mich gern an die Tage und Wochen, die ich dort verbringen durfte, zuerst weiter unten, in der alten Villa und später dann in der neuen Klinik oben auf dem Hügel. Es waren immer sehr schöne Wochen.

Ich möchte hier die Gelegenheit nutzen und mich bei all den Menschen bedanken, die sich damals um mich und die anderen Patienten gekümmert haben. Sei es der Chefarzt, sei es die Stationsschwester, die Kellnerin im Speisesaal oder auch nur die Putzfrau. Sie alle, meine Damen, meine Herren, haben es verdient, dass man Ihnen dankt. Sie haben sich um uns gekümmert und kümmern sich um uns, Sie sind immer für unsere Probleme und Fragen da. Sie sind immer höflich und nett zu uns, auch wenn wir uns einmal vollkommen daneben benommen haben sollten. Sie werden oftmals schlecht bezahlt, leisten dennoch jeden Tag Ihre sehr verantwortungsvolle Arbeit und man dankt es Ihnen nur sehr selten.

DANKE IHNEN ALLEN!

Ich kann leider nicht mehr sagen, ob sich die folgende Geschichte schon in der neuen Klinik abgespielt hat oder noch in der alten, glaube aber, es war zu den Zeiten, als sich die Klinik im Schloss befand, denn die Bilder, an die ich mich erinnere, zeigen mich in jungen Jahren, es kann also nur im Schloss gewesen sein.

Einst wohnte die Familie des Besitzers der Saalfelder Schokoladenfabrik in der Villa, in der ich für einige Wochen Quartier bezogen hatte. Ich teilte mir mein Zimmer mit zwei weiteren Männern, von denen sich einer jede Nacht quer durch den Amazonas schnarchte. Das Zimmer hatte die Form des Buchstabens „L", wenn man ihn sich im Spiegel ansieht, und mein Bett stand im kurzen Ende, nahe der Zimmertür. An der Fensterseite schliefen die beiden anderen Männer. Links neben der Zimmertür stand ein uralter Ofen aus wunderschön anzusehenden bunt bemalten Kacheln - eigentlich gehörte er in ein Museum und nicht in eine Klinik. Gleich daneben die Tür zum Badezimmer und zu einer kleinen Toilette. Hinter dem Bad gab es noch ein weiteres Zimmer, und dessen Bewohner mussten immer durch unser Zimmer. Eine miese Planung und irrwitzige Zimmerverteilung auf der einen Seite, auf der anderen aber immer Lieferant für viel Spaß und Abwechslung. Wir trafen uns regelmäßig auf der dazu gehörenden Toilette, weniger, weil wir austreten mussten, sondern um dort unserem Laster, dem Rauchen, zu frönen, da die Toilette keinen weiteren Anschluss zum Haus und zwei Fenster hatte, die immer weit offen standen.

So viel zur Ortsbeschreibung. Ich fühlte mich wohl in dem Haus, um es einfach zu sagen.

Ich hörte immer wieder, wie sich andere Patienten über eine Gaststätte unterhielten, die sich etwa zwei Kilometer von der Klinik entfernt befand und in der man für sehr wenig Geld sehr gut essen konnte. Die Renner in dem Restaurant waren frische Forellen, gebraten, mit Brot und Butter und Bockwürste. Nun ja, an und für sich hat eine

Bockwurst kaum etwas an sich, was sie zum Renner machen könnte, es sei denn, man findet sie auf der Karte eines Restaurants mitten in Südostaustralien.

Aber von Südostaustralien war ich zu der Zeit so weit entfernt wie Alpha Centauri von der heimatlichen Sonne. Okay, vielleicht sogar noch ein bisschen weiter, es waren noch sozialistische Zeiten.

Nun finde mal einer in einer Touristengegend eine ganz bestimmte Gaststätte, zumal dann, wenn man den Namen nicht komplett verstanden hatte oder sich nicht richtig erinnern konnte. Ich hatte schon immer einen sehr gut ausgeprägten Orientierungssinn und erinnerte mich an die Wegbeschreibungen, die ich aufgeschnappt hatte und versuchte nun, den Weg zu finden. Ich musste auf alle Fälle in den Nachbarort und dort gab es an einem Bach die entsprechende Gaststätte. Sie trug den Namen „Zum grünen Baum", ein Name, der in einer sehr waldreichen Gegend nur äußerst selten auftritt. Entscheidend war, dass vor dem Lokal eine große, alte Linde stand, um die herum man eine Bank gebaut hatte, auf der man angenehm im Schatten sitzen konnte.

Ich fand nach einigem Suchen den Ort der Verheißungen und trat voller Erwartungen ein.

Eine gemütliche Gaststätte, fünf kleine Tische und in der Ecke der Stammtisch. Etwas befremdlich wirkte aber eine Schwingtür im Stile eines alten Saloons aus Wildwestzeiten. Und das in der DDR!

Ich setzte mich an einen der freien Tische und bestellte mir zuerst einen Kaffee und dann die Forelle mit Butter und Brot, die wirklich super war.

Nur wenige Tage später genehmigte ich mir einen zweiten Besuch, weil ich unbedingt das Geheimnis der Bockwurst lüften wollte.

Ich saß also an meinem Tisch, die Bedienung hatte gut zu tun mit den schon anwesenden Gästen und kam erst nach einer Weile zu mir. Ich hatte mir zwar auch die Karte angesehen, wusste aber schon lange, was ich mir an diesem Tag gönnen wollte. Ich bestellte also:

„Ein Kännchen Kaffee und eine Bockwurst."

Der Kellner, der gleichzeitig auch Inhaber der Gaststätte war, sah mich fragend schmunzelnd an und meinte:

„Eine halbe oder eine ganze Bockwurst?"

„Tschuldigung?" Ich hatte irgendwie das Gefühl, im falschen Film gelandet zu sein. „Wegen einer halben Bockwurst bin ich nicht den ganzen Weg hierher gelaufen. Ich nehme eine Ganze."

Nun sollte ich vielleicht erklären, dass sich die allgemein gängige Auffassung von einer Bockwurst und die Ansicht der Gaststätte zum selben Produkt in wesentlichen Dingen unterschieden. Eine normale Bockwurst hat ein Gewicht von achtzig bis neunzig Gramm, nennt sich einfach nur Bockwurst und schmeckt auch so. Daneben gab es aber auch noch die Fleischwurst, auch Gelbwurst genannt und auch als Lyoner bekannt, ein Ring aus Wurst. Die Wurst hat dabei einen Durchmesser von etwa fünf Zentimetern, der gesamte Ring einen von rund zwanzig. In der Gaststätte nannte man so einen Ring „eine Ganze". Warum das so war, keine Ahnung, ehrlich nicht. Ich schwöre!

Vertrauen Sie mir ruhig, ich sitze nicht im Bundestag.

Jedenfalls habe ich mich bei meiner Bestellung von der Vorstellung einer ganz stinknormalen Bockwurst leiten lassen, die man in jedem Fleischerfachgeschäft kaufen kann.

Mein Kaffee kam. Die Wurst würde noch ein paar Minuten auf sich warten lassen, die Dame müsse erst noch richtig heiß werden. Ich sah ein süffisantes Lächeln im Gesicht des Chefs, er schien zu wissen, was passieren würde, wenn das Bestellte vor mir auf dem Tisch landete.

Ich wartete zwei Zigaretten lang. Der Kaffee war gut, die Aussicht aus den Fenstern angenehm. Die alte Linde am Bach, Sonnenschein, konnte es noch besser kommen?

Und dann kam sie, meine Bockwurst: ein Ring aus Wurst, etwas mehr als zwanzig Zentimeter im Gesamtdurchmesser. Der Chef legte mir Besteck hin und stellte einen großen Becher Senf auf den Tisch.

„Aber alles ordentlich aufessen!" rief er mir lachend zu.

Da saß ich nun, vor mir diesen Giganten aus Wurst. Wie ich den aufessen sollte, war mir im ersten Moment ein Rätsel. Also begann ich an einem Ende und arbeitete mich Bissen um Bissen an das andere vor. Nachdem ich etwa die Hälfte der Wurst gegessen hatte, servierte mir der Wirt auf Kosten des Hauses einen Weizenkorn, für den Magen, wie er sagte, um die Verdauung in Gang zu bringen. Die Wurst war nicht nur riesig, sie war auch verdammt fettig.

Ich hatte es irgendwann endlich irgendwie geschafft. Die Wurst war gegessen, stieß mir auf, schrie nach einem zweiten Schnaps, man ist ja auch auf zwei Beinen gekommen.

Beim Gehen sagte ich dann nur noch: „Beim nächsten Mal dann doch nur eine halbe."

So etwas passiert, wenn man für ganz unterschiedliche Dinge den gleichen Namen benutzt.

Stresstest für Ärzte

Sie werden den Begriff „Stresstest" sicherlich in letzter Zeit bis zum Erbrechen und darüber hinaus in allen möglichen Medien gehört, gelesen und gesehen haben. Banken wurden gestresstestet, und auch den Kernkraftwerken ist diese Prozedur nicht erspart geblieben. Die Ergebnisse kennen Sie sicher alle: Die Banken nagen allesamt fast am Hungertuch und den Atomanlagen fehlt ein wirksamer Erdbeben- und Tsunamischutz, besonders in Gegenden, in denen man eher seltener auf Tsunamis und Erdbeben trifft.

Aber - haben Sie auch nur ein einziges Mal davon gehört, dass man auch Ärzte einem Stresstest unterziehen wollte oder sie einem Stresstest unterzogen hat?

Ich habe das gemacht, bei einem Hypoprovokationstest, den ich im Rahmen eines BGAT durchführte, an dem ich auch zu diesem Zweck in der „Rennsteigklinik" in Tabarz teilnahm.

„Was haben Sie gemacht? Einen Hypoproffffffffffffff... bei Bugati? Hä?" Ja, ja, ich höre Ihre Worte sehr wohl.

Okay, ich denke, wir müssen an dieser Stelle mal ein paar Vokabeln Diabetikersprech pauken.

Was also ist eine Hypo? Eigentlich nur eine unter Diabetikern gebräuchliche Abkürzung für eine Hypoglykämie.

Wat is dat dann? Kann man dat essen?

Nein, kann man nicht, aber wenn man in einer Hypo steckt, sollte man schon schnellstens etwas mit sehr viel Zucker zu sich nehmen. Hypoglykämie ist der amtliche Fachbegriff für eine Unterzuckerung, also den Zustand, in dem bei einem Diabetiker zu wenig Zucker im Blut ist. Dies kann nun wiederum verschiedene Ursachen haben, von zu wenig gegessen über zu viel gespritzt bis hin zu sich zu viel Bewegung gegönnt zu haben, oder ... oder auch Kombinationen davon.

Und wer erklärt einem nun die Abkürzung BGAT?

Ich, wenn Sie gestatten. BGAT kommt aus dem Englischen und wird dort zu „Blood Glucose Awareness Training" erweitert. Ins Deutsche übersetzt bedeutet das nichts anderes als:

Blutzuckerwahrnehmungstraining, ein Ungetüm von einem Wort, wie Sie sicher auch festgestellt haben.

Durch dieses Training soll erreicht werden, dass man anhand von äußeren Anzeichen die ungefähre Höhe, oder Tiefe, des aktuellen Blutzuckers abschätzen lernt. Lassen Sie mich das mal an einem Beispiel erklären, bevor wir wieder in die normale Handlung einsteigen. Und sagen Sie jetzt nicht, ich hätte Sie nicht gewarnt. Aber, ein wenig Theorie muss schon noch sein. Halten Sie durch!

Also, wenn der Blutzucker absinkt, löst dieser Vorgang im Körper verschiedene Reaktionen aus. Schwitzen, Zittern, Hungergefühl, um nur einige der wichtigsten zu nennen. Bei vielen Süßen, vor allem bei denen mit einer schon sehr langen Diabetesdauer, ist es aber so, dass sie diese Symptome nicht mehr richtig oder gar nicht mehr wahrnehmen. Dann liegt man plötzlich auf der Erde und kann sich nicht mehr selber helfen.

So ist es bei mir zum Beispiel. Wenn ich bemerke, dass der Zucker zu tief ist, habe ich nur noch wenige Sekunden Zeit, bis ich an den Punkt komme, an dem ich anfange, verrückt zu spielen, und das im wahrsten Sinne des Wortes.

Okay, wir waren allerdings beim Stresstest stehen geblieben.

Ein optionaler Bestandteil des Trainings war es, sich freiwillig bewusst in eine Hypo zu schießen, indem man sich bei klarem Verstand und vollem Bewusstsein absichtlich zu viel Insulin spritzt. Das darf nur und muss natürlich unter ärztlicher Aufsicht stattfinden, ohne ist es einfach viel zu gefährlich.

Also, noch einmal zum Mitmeißeln:

NIEMALS ZU HAUSE NACHMACHEN!

Mein aktueller Blutzucker lag damals bei etwa 5,2 mmol/l, was in etwa 94 mg/dl entspricht, als ich mir das Insulin spritzte. Nun, ich kenne mich und ich kenne auch die Reaktionen - oder besser Nichtreaktionen - meines Körpers. Okay, das Insulin gespritzt und ab diesem Zeitpunkt alle fünfzehn Minuten den Blutzucker messen, um dann immer wieder einige kleine Tests zu machen, um Symptome zu finden, die ein Absinken signalisieren - können. Nun ja, ich habe festgestellt, dass ich immer kleiner schreibe, je tiefer der Zucker sinkt. Nur – wer schreibt schon immer den lieben langen Tag, und vor allen Dingen mit der Hand? Am Rechner sieht das ja man immer so schlecht.

Der Wert sinkt auf 4,0 mmol/l (72 mg/dl) und der Arzt beginnt mit mir eine Diskussion über den Stoffwechsel, auch um zu sehen, wie ich sprachlich reagiere. Allein – er kannte zu diesem Zeitpunkt meinen Diabetes noch nicht so gut wie ich ihn aus meinen Erfahrungen heraus kannte. Ich freute mich schon auf das Gesicht des Mediziners, wenn er erkennen musste, dass man echt nichts merkt bis es zu spät ist.

3,0 mmol/l (54 mg/dl). Mit festem Schritt und geradeaus gehe ich in mein Zimmer und dort auf die Toilette. Die Psychologin, die den Test auch mit betreute, begleitete mich – nur bis an die Zimmertür - und stellte bei der Gelegenheit lediglich fest, dass ich einige Probleme dabei hatte, den Schlüssel ins Schloss einzufädeln. Als Symptom konnte und kann man dies auch nicht benutzen, weil man eine Tür im Regelfall dann doch eher seltener aufschließt.

2,0 mmol/l (36 mg/dl). Alle anderen Patienten im Raum hatten ihren Test lange abgebrochen. Aber ich hatte mir in den Kopf gesetzt, das Ganze bis zum bitteren Ende durchzuziehen, bis zur letzten Konsequenz, also wirklich bis zum Umfallen, auch um für mich zu wissen, wo diese eine Grenze liegt, ich selbst kannte sie nicht.

1,8 mmol/l (32 mg/dl). Bei so einem Wert bekommt selbst ein Gesunder echte Probleme mit seinem Körper und vor allem mit seinem Gehirn, das ja ausschließlich von Zucker lebt. Ich aber saß noch immer auf meinem Stuhl, diskutierte mit dem Oberarzt und schrieb meinen Satz auf ein Blatt Papier, schön klein.

1,5 mmol/l (27 mg/dl). Dem Arzt treten zunehmend Schweißperlen auf die Stirn, dabei ist es gar nicht einmal so heiß im Raum. Er scheint nicht zu wissen, wie er mit der ganzen Situation umgehen soll. Normalerweise sagt ein Patient mit so tiefen Werten fast kein Wort mehr; er jedoch diskutierte mit mir darüber, ob wir den Test abbrechen sollen oder nicht. Ich bin dagegen, er hat aber Angst und will ihn beenden. Nur, was soll ich dann machen? Wieder ohne die für mich wichtigste Antwort nach Hause gehen?

Bei 1,3 mmol/l (24 mg/dl) bricht der Arzt den Test dann doch gegen meinen Willen ab und ich muss einige Täfelchen Traubenzucker essen, um den Zucker schnell wieder auf das normale Niveau anzuheben. Meine Proteste halfen mir nichts, er wollte das Risiko auf keinen Fall eingehen. Der Arzt war dem Stress anscheinend nicht gewachsen, während ich noch immer auf meinem Stuhl saß und verärgert in die Runde blickte, denn die für mich so wichtige Antwort habe ich wieder nicht bekommen.

Bei der Nachbesprechung bestätigte mir der Arzt, dass er anhand meiner Reaktionen nicht definitiv feststellen konnte, ob ich in einer Unterzuckerung war oder nicht. Es zeigten sich nur einige diffuse Anzeichen, die aber auch durch die Diskussion ausgelöst worden sein konnten. Ein Schriftbild gilt nicht als Anzeichen, denn niemand schreibt immerzu mit der Hand.

Tja, der Arzt hatte seinen Stresstest und den auch sehr

gut bestanden. Nur ich warte noch immer auf die Antwort auf die Frage: Wo liegt mein persönlicher Grenzwert, bei dem es für mich gefährlich wird?

Dass ich auch mit noch tieferen Werten zurecht komme, musste ich erst vor wenigen Tagen wieder erkennen, als ich mit einem Blutzucker von 22 mg/dl, 1,2 mmol/l, von Arbeit nach Hause kam. Auch so kann man Grenzen verschieben.

Meine erste Frau *(für A.)*

Es gibt auf der Welt nichts Besseres, nichts Wichtigeres und nicht Wertvolleres als unsere Kinder. Ihnen müssen unsere ganze Aufmerksamkeit und unsere ganze Liebe gelten, ohne Abstriche, ohne jedes Wenn und Aber. Kinder sind die Zukunft, sie sind das Leben, sie sind Teile aus und von uns. Gönnen wir ihnen ihre Freiheit, lassen wir sie all die Dinge tun, die wir zwar gern tun würden, zu denen uns aber der notwendige Mut, oder auch die Sorglosigkeit, fehlt. Das Leben wird unsere Jüngsten schon früh genug aus der Freiheit der Kindheit reißen und sie mit den Härten des Seins vertraut machen. Die einen auf die harte Tour, besser aber wäre es, wenn dieser Schritt mit Begleitung der Eltern geschehen kann, Menschen also, die unsere Kinder kennen und zu denen sie Vertrauen haben, an die sie sich wenden können, wann immer es Probleme gibt. Mir fällt da ganz spontan nach langem Überlegen das Lied „Zeugnistag" von Reinhard Mey ein, in dem er solche Eltern besingt.

Mögen alle Kinder immer solche Eltern haben.

Die Kindheit ist der letzte Abschnitt im Leben, in dem man sich noch Dinge erlauben darf, die zwar von vielen Menschen nicht immer als gut angesehen werden, die aber trotzdem und manchmal auch bewusst gegen den Willen der Eltern gemacht werden. Kinder eben.

Anfang der achtziger Jahre war ich auch noch ein Kind, na ja, ich war gerade in der Phase zwischen Kind und Teenager, eine der Phasen im Leben also, die nie einfach sind. Damals hatte ich meinen Diabetes schon über zehn Jahre. Ich gebe zu, ich war ein wenig stolz darauf. Immerhin, ich habe mich damals schon allein spritzen dürfen.

Mein Weg hatte mich zum ersten Mal in meinem Leben in ein Ferienlager geführt, und da stand ich nun, zwar ziemlich verlassen, aber nicht allein. Mit den anderen Kindern aus meiner Gruppe habe ich mich mehr oder weniger gut verstanden, eigentlich mehr weniger denn mehr.

Es war für mich das erste Mal, dass ich ohne die Hilfe und Begleitung meiner Eltern mit allem klarkommen musste. Mal eben so schlaffe 400 Kilometer mit dem Zug einmal von Süden nach Norden durch die Republik, das war nicht drin, weder aus zeitlichen noch aus finanziellen Gründen. So musste ich also allein mit all den Problemen fertig werden, die im Laufe des Aufenthaltes im Ferienlager auf mich zukamen. Eines der Probleme war ein Spruch aus einem alten Sketch von Dieter Hallervorden: „Pech für die Kuh Elsa."

Ich weiß nicht mehr genau, wann und wie es passierte, ich kann mich nur noch an das Ende erinnern.

Im Ferienlager war alles neu für mich. Den ganzen Tag kam nach und nach ein Teilnehmer nach dem anderen im Ferienlager an und wurde in seine Gruppe eingeführt, wenn ich das einmal so nennen darf. Zum Abendessen trafen sich dann die einzelnen Gruppen an verschiedenen Plätzen des weitläufigen Geländes des Ferienlagers zu einem ersten Kennen lernen. Dabei habe ich auch eine besonders gute Methode kennen gelernt, wie die Vollzähligkeit einer Gruppe von Personen verdammt schnell und verdammt einfach geprüft werden konnte. Dazu stellte sich die Gruppe in einer Reihe auf, wahlweise auch in einem Kreis, der erste in der Reihe nannte die Zahl „Eins", der nächste „Zwei" und so weiter. Der Letzte fügte dann noch das Wort „Durch" hinzu und schon wussten unsere Betreuer, ob ihre Gruppe vollzählig war oder nicht und — niemand musste sich eine bestimmte Nummer merken, denn es kam niemals auf eine bestimmte Reihenfolge an. Und unsere Betreuer mussten dann auch nur noch die Gesamtanzahl der Mitglieder ihrer Gruppe im Gedächtnis behalten. Ich fand diese Methode einfach, schnell und sicher. Das Beste aber war: Man konnte sie überall durchführen, auf der Straße, im Park, auch im Zug oder auf Schiffen war es ohne großen Aufwand machbar.

Da uns allen diese Methode beim ersten Mal neu war, haben wir das dreimal, viermal üben müssen, aber danach klappte es wunderbar. Dabei lernte ich ein nettes Mädchen kennen, das den weiter oben erwähnten Spruch gern benutzte und schnell ihren Spitznamen bekam, die Kuh Elsa. Und dabei, und so ist das noch immer, sah sie nun wirklich nicht wie eine Kuh aus. Sie hatte langes, dunkles Haar, ein hübsches Gesicht und der Klang ihrer Stimme war angenehm. Aus irgendeinem Grunde kamen wir uns näher und wechselten die ersten Worte. Okay, wir waren keine direkten Kinder mehr, aber auch noch keine Teenager. Worüber redet man in dem Alter? Ich weiß heute wirklich nicht mehr, worüber wir uns unterhalten haben, und es spielt auch so ziemlich keine Rolle mehr, das Ferienlager war nach drei Wochen vorbei und wir haben uns erst im Jahr 2013 im Internet wieder gefunden. Das Leben hat uns an verschiedene Orte in verschiedenen Ländern auf verschiedenen Kontinenten der Welt geführt, und das ist gut so.

Damals aber kam alles so schnell und so heftig, dass wir schon am Beginn des Ferienlagers miteinander gingen, wie man eine Freundschaft der besonderen Art damals nannte. Aus dem Alter, das ich über den derzeitigen Ist-Stand zu diesem Thema etwas sagen könnte, bin ich längst heraus. Wie auch immer, schon am zweiten Tag gingen wir miteinander und einer der Betreuer unserer Gruppe kam auf den Gedanken, man könnte doch eine Hochzeit organisieren.

Nun ja, wenn ein Jugendlicher in ein Ferienlager fährt, dann wird er selten Ringe und gute Anzüge samt Schlips oder Krawatte mitnehmen. Ich jedenfalls hatte nichts dergleichen in meinem Gepäck und so mussten wir improvisieren. Alles kein Thema, aber ein Heidenspaß. Einer der

Helfer hatte aus goldfarbenen Draht zwei Ringe gebastelt, ein anderer aus Papier einen Zylinderhut, die weiblichen Helfer machten die Braut zurecht, frisierten sie schön und steckten ihr einen Schleier ins Haar, wo auch immer sie den her hatten. Die Mädchen der Gruppe liefen schnell auf die Wiese hinter dem Gebäude und sammelten dort Gänseblümchen, die sie zu langen Girlanden flochten und in kleine Gefäße legten, um den Weg zum „Traualtar" zu bestreuen. Der „Traualtar" war in der Sporthalle aufgebaut worden. Ein paar der Tische aus einem der Klassenzimmer, eine große Decke darauf, zwei Stühle davor, einer dahinter.

Eine längere Prozession ist es doch geworden, als unsere Gruppe sich dann auf den Weg in die Turnhalle machte, in der andere Helfer schon alles vorbereitet hatten.

Vorneweg lief ein Helfer unserer Gruppe, nach ihm die so genannten „Brautjungfern", die den Weg mit den auf der Wiese hinter dem Haus gesammelten Gänseblümchen bestreuten, dahinter wir, meine „Braut" und ich, dann die anderen Mitglieder unserer Gruppe und auch viele Teilnehmer aus den anderen Gruppen, es war natürlich für alle ein Riesenspaß. Es wurden viele Fotos gemacht, ich selbst aber habe aus diesen Zeiten keine einzige Aufnahme mehr in meinem Besitz. Als wir dann in der Turnhalle ankamen, erklang trotz aller Improvisationen und dem unheimlichen Tempo der Vorbereitungen feierliche Musik. Wir wurden zu unseren Plätzen geführt, wo wir nebeneinander auf zwei Stühlen Platz nahmen. Der Leiter der Helfer unserer Gruppe sprach ein paar Worte, die aber so gewählt waren, dass alle lachen mussten, auch wir, die wir ihm gegenüber saßen. Es war für uns trotzdem ein feierlicher Moment.

Irgendwann aber kam der Helfer, der in diesem Spiel als Standesbeamter fungierte, auch zu der alles entscheidenden Frage:

„Willst du ... So antworte mit ‚Ja'." Und sie, meine noch junge „Braut" antwortete mit „Ja". Danach die gleiche Frage an mich, und auch ich antwortete mit diesem ominösen Wort aus zwei Buchstaben, das einem das Leben so schön oder auch zur Hölle machen kann, wie ich dann später in meinem Leben leidvoll erfahren musste. Wir steckten uns die selbst gebastelten Drahtringe auf die Finger und gaben uns einen ersten Kuss, auf die Wangen. Das war der erste und einzige Kuss, den ich bis zu meinem achtzehnten Geburtstag einem anderen Menschen aus einem anderen als aus einem familiären oder freundschaftlichen Gefühl heraus gegeben habe. Das kam dann erst in der Volljährigkeit, dann aber ziemlich heftig.

Wir unterschrieben die Heiratsurkunde, die ich so lange aufbewahrt habe, bis ich am Ende nicht mehr lesen konnte, was auf dem Papier geschrieben stand. Unsere Helfer hatten sich wirklich große Mühe gegeben, all das in relativ kurzer Zeit, es war ja nur eine Nacht zwischen dem Beschluss und der Heirat vergangen, komplett zu organisieren und auch in die Tat umzusetzen.

Nach der Trauung stießen wir mit „Sekt" an - Selterswasser.

Es war ein schöner Tag, wie ich immer wieder sagen muss. Dass das Ferienlager dann doch nicht so endete, wie es von allen gedacht war, dass die Freundschaft zwischen meiner Frau und mir nur ein paar Tage dauerte und wir schnell wieder getrennte Wege gingen, nun, all das steht auf einem anderen Blatt und war genau so, wie es sich im normalen Leben immer wieder abspielt.

Gegen solche Dinge kann man sich nicht schützen oder versichern. Das geht noch immer nicht. Gut so!

Adrenalintsunami

Es ist nun genau drei Jahre her, als sich die folgende Episode in meinem Leben zutrug. Mag der Titel auch ein wenig verwirrend erscheinen, vielleicht sogar ein wenig witzig, so steckt allein im Namen alles, was ich erzählen möchte. Und ich möchte mich schon im Vorfeld bei Ihnen entschuldigen, wenn ich mir ab und an mal eine Träne aus den Augen wischen muss.

Am 11. März 2011, genau um 14:46 Uhr, gab es das schwerste jemals in Japan registrierte Erdbeben, von dem nicht nur dieses wunderschöne Land, in dem ich eine neue Heimat gefunden habe, sondern die ganze Welt auf die eine oder andere Art hart betroffen war.[1] Ungefähr 20000 Menschen haben innerhalb weniger Minuten ihr Leben verloren oder werden noch immer vermisst. Eine genaue Opferzahl wird man wohl niemals nennen können. Kein Mensch wird jemals den durch dieses Beben entstandenen materiellen Schaden genau in Zahlen darstellen können. Den Schaden, den die Menschen in ihren Herzen, in ihren Seelen, an ihren Körpern genommen haben, kann man unmöglich auch nur ansatzweise beziffern. Man kann das, was geschehen ist, nicht fassen, und so oft ich mir die Szenen vom Video auch ansehe, die Trauer und das Entsetzen kommen immer wieder hoch.

Ich bitte Sie deshalb, verharren Sie mit mir zum Zeichen Ihrer Anteilnahme am Schicksal derer, die von uns gegangen sind in einer Minute stillen Gedenkens.

Ich danke Ihnen.

Ich wusste natürlich, dass Japan ein Land ist, in dem es in jedem Jahr viele Erdbeben gibt. Überrascht war ich aber von dem Umstand, dass man in Japan nicht die Richterskala benutzt, um die Stärke eines Bebens anzugeben, sondern eine Skala von eins bis sieben, wobei eine Eins nur ein sanftes, kaum wahrnehmbares Schwanken bedeutet, eine Sieben aber die totale Zerstörung. Am 11. März 2011 hatte das Erdbeben die Stärke „7".

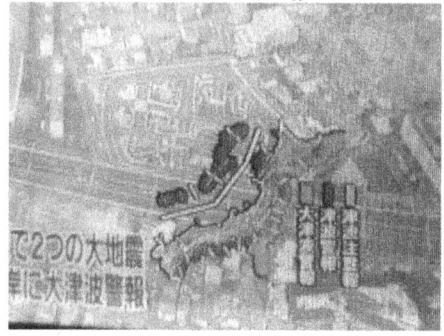

Anzeige der Tsunamihöhen, © NHK 2011
Abfotografiert vom Fernsehbildschirm

Ich selbst lebe in einem Vorort von Tokyo, einem sehr kleinen Städtchen mit 86000 Einwohnern, einem rund 100 Meter breitem Flüsschen, einem Freizeitpark, einem Baumarkt und all dem, was man in Japan sonst noch so zum Leben braucht.

Als sich das Beben ereignete, war ich zu Hause, bereitete gerade das Abendessen vor.

Was ich an einem Freitagnachmittag zu Hause mache? Nun, zum Ende des Monats Februar 2011 hatte die Firma, in der ich bis dahin arbeitete, die Filiale geschlossen, in der ich tätig war. Und die Bedingungen, die mir mein damaliger Chef für eine Weiterbeschäftigung in der Hauptfiliale anbot, waren mehr als nur unfair. So gab ich bei der Gelegenheit diesen Job auf und wollte mir erst einmal ein paar Tage Ruhe gönnen. Eine Sechs-Tage-Arbeitswoche hinterlässt eben doch deutliche Spuren, und das nicht nur körperlich. Die Auszeit war mir wirklich mehr als nur willkommen.

Es war ein schöner Vormittag, kalt, aber sonnig. Ich

war einkaufen, hatte einige andere Wege erledigt und machte mich gerade daran, die Zutaten für das Abendessen vorzubereiten. Meine Frau mag die deutsche Küche, um das an dieser Stelle einmal zu erwähnen und nutzte nun die Chance, sich von mir verwöhnen zu lassen. Ich habe diesen Luxus vorher über ein Jahr lang fast jeden Tag genießen dürfen, ich liebe die japanische Küche.

Nun hat man in Japan Verhaltensmaßregeln, an die man sich bei einem Erdbeben halten sollte. Eine besagt:

Renne nicht kopflos auf die Straße, dort ist es gefährlich!

Schon bei meiner Einreise nach Japan habe ich noch im Flughafen eine entsprechende Broschüre in die Hand gedrückt bekommen und einmal im Jahr liegt eine neue Fassung im Briefkasten. Ich erkannte auch bald den Sinn des Ganzen, denn hier wackelt die Erde recht oft und ich hatte mich an die im Normalfall schwächeren Beben schon einigermaßen gewöhnt. Es ist schon eigenartig, wie schnell man sich an so etwas wie Erdbeben gewöhnen kann, gerade dann, wenn man aus einem Land kommt, in dem Erdbeben äußerst selten sind. Ich hatte schon ein paar Beben zu Hause oder während der Arbeit erlebt, im Zug, im Café, okay, es wackelt ein wenig, mehr passiert im Normalfall nicht. Die Beben kommen vorbei wie alte Bekannte, unregelmäßig und unerwartet, meistens ungebeten wie die eigene Schwiegermutter. Aber ja, man gewöhnt sich an das Gefühl, schaltet sofort Radio oder Fernseher an, um die neuesten Informationen zu bekommen oder um auf dem neuesten Stand zu bleiben, schaut im Internet auf den entsprechenden Seiten auch mal nach dem Epizentrum, aber damit hat es sich dann auch.[2]

Bis zum 11. März 2011.

Ich stand in der Küche, war gerade dabei, die Möhren für den Eintopf zu schneiden, als das Beben begann. Mein erster Gedanke war, okay, ein Beben, mal wieder, hatten wir lange nicht, und kümmerte mich im ersten Moment nicht weiter darum, ging davon aus, dass es eines wie die vielen anderen vorher war, kurz, nicht wirklich angenehm, aber auch keiner der Gründe zur Panik.

Aber, das Wackeln hörte diesmal nicht auf, es wurde im Gegenteil immer stärker. Am Ende war es so stark, dass ich nicht mehr stehen konnte und mich am Schrank festhalten musste.

Was ging hier ab? Was geschah gerade?

Also, auf ins Wohnzimmer, zum Fernseher, umschalten, ich sah mir nebenbei eine DVD mit einem deutschen Film an.

Nun laufen Sie aber mal durch eine Wohnung, in der sich der Boden bewegt, aber in Richtungen, die Sie nicht voraussehen können. Es ist, als wenn Sie über rohe Eier laufen würden. Nein, es ist vollkommen anders! Stellen Sie sich vor, Sie tragen Schuhe, die absolut kein Profil an den Sohlen haben, dafür aber eine dicke Schicht Öl oder Fett. Und mit diesen Schuhen an den Füßen laufen Sie nun über die frisch geschliffenen Flächen einer Eissportanlage, auf der zu allem Überfluss auch noch jede Menge Stahlkugeln liegen. Ich wünsche Ihnen viel Spaß bei dem Versuch.

So wie oben beschrieben fühlte es sich in etwa an, als ich die paar Schritte von der Küche ins Wohnzimmer ging, ein Weg von nicht einmal drei Metern.

Und es wackelte weiter, wurde noch stärker. Ein Beben dieser Stärke hatte ich noch nie erlebt. Zum ersten Mal in meinem Leben hatte ich Angst um mein Leben. Es ist eben doch ein Unterschied, ob man weiß, dass ein Gebäude bis zu einer gewissen Stärke erdbebensicher ist, oder ob man zum Zeitpunkt eines Starkbebens selbst in eben diesem Gebäude steckt, in der zweiten Etage deutscher Zählweise, was der dritten Etage nach japanischer Zählart entspricht. Unser Haus soll bis zu einer Stärke von 8,0 auf der Richterskala sicher sein. Aber wenn Sie so ein starkes Beben erleben, dann fragen Sie nicht danach, bis zu welcher Stärke das Haus sicher ist, sondern nur noch, wann es die ersten

Risse und Schäden gibt.

Meine Frau hat mir regelrecht eingetrichtert, bei einem starken Beben unbedingt als Erstes und unbedingt sofort das Gas abzudrehen und zweitens unbedingt die Tür der Wohnung zu öffnen, um sich so den Weg für eine eventuell notwendige Flucht zu schaffen. Also wieder zurückeiern in die Küche, um das Gas abzudrehen. Zum ersten Mal in den sechs Jahren, die ich beim Schreiben der Geschichte in Japan lebte, inzwischen sind es fast acht Jahre, habe ich freiwillig das Gas abgestellt. Dann den Flur durchschlingern, die Wohnungstür aufmachen. So einfach, wie es sich hier liest, war es definitiv nicht. Jeder einzelne Schritt bedurfte echter Gedankenarbeit. Da war nichts von wegen gelernt und nun ausführen, da fand sich nur eine gähnende Leere im Kopf, so komisch es sich an dieser Stelle auch anhören mag. Erst einige Sekunden später kam die Angst, aber dann mit solcher Wucht, dass es einem schon wieder neue Angst machte.

Man sagt, wenn man stirbt, soll das eigene Leben noch einmal vor dem geistigen Auge ablaufen. Okay, ich bin nicht gestorben, und ich muss sagen, mein geistiger Blick richtete sich weniger in die Vergangenheit, sondern mehr in die Zukunft. Und ich sah dabei Bilder, die mich unter Trümmern liegend zeigten, hilflos dem ausgeliefert, was nun geschehen würde. Wie sich das Sterben anfühlen mag, war nur eine der Fragen, die sich mir in diesem Moment stellten. Dann spürte ich die Angst.

Was ist Angst? Ein wirklich mehr als bescheidenes Gefühl, dass kann ich Ihnen versichern. Das Dumme an der Angst ist nur, dass sie einen auf eine mögliche Flucht vorbereiten soll, und das mit allen möglichen Konsequenzen, auch mit Adrenalin in rauen Mengen.

Nach dem Beben habe ich mich gefühlt, als ob ich mitten in einem Adrenalinrausch sei. Dieses Hormon, was richtet es denn nun bei einem Diabetiker an? Eigentlich das Gleiche wie bei einem Gesunden, kann ich im ersten

Moment nur sagen, aber mit teilweise anderen Konsequenzen. Wenn die Gefahrensituation wieder vorbei ist, dann ist zwar noch immer viel Adrenalin im Blut, das wird aber auch schnell wieder abgebaut, zumal dann, wenn man sich bewegt. Gleichzeitig schüttet dann die Bauchspeicheldrüse bei einem Gesunden verstärkt Insulin aus, um den Anstieg des Blutzuckers zu kompensieren, der durch das Adrenalin verursacht wurde. Wieso der Zucker angestiegen ist? Na, weil Sie für eine mögliche Flucht eben viel Energie brauchen. Und das Adrenalin veranlasst den Körper, an die Reserven zu gehen und im Blut und den Muskeln den Zucker bereitzustellen, den man dann bei einer Flucht verwenden kann. Der umgedrehte Prozess läuft bei einem Gesunden automatisch ab, bei einem Diabetiker funktioniert das nicht so, weil kein eigenes Insulin mehr produziert wird.

Dumme Sache, ganz dumme Sache!

Nachdem das Beben vorbei war, fühlte ich mich, nun ja, mit Verlaub gesagt, nicht wirklich so, als ob alles in Ordnung wäre. Mit anderen Worten: Mir war kotzübel. Okay, der Schreck durch das Beben, das Ungewohnte der Situation, das Fertigwerden mit dem gerade Erlebten, sicher auch alles Faktoren. Aber da war noch ein anderes Gefühl, eines jener Gefühle, die man eigentlich nicht beschreiben kann, die aber sicher jeder Diabetiker kennt. Die Knochen fühlen sich unendlich schwer an, jede Bewegung wird zur Qual, Durst plagt einen, der Mund ist vollkommen trocken. Das alles können nun auch Anzeichen der überstandenen Angstsituation sein. Für einen Diabetiker aber sind sie die ultimative Aufforderung, mal eben nach dem Blutzucker zu schauen, mal zu testen, was da nun im Körper passiert ist.

Nun, bei mir hat das Beben dazu geführt, dass sich mein Blutzucker auf einen Wert erhöht hatte, den ich mit meinem zur damaligen Zeit genutzten Messgerät nicht mehr messen konnte, und das Gerät zeigt den Blutzucker bis zu einem Wert von 600 mg/dl, also knapp 33 mmol/l, an.

Ich jedenfalls hatte einen Adrenalintsunami im Blut, wie ich Ihnen ja schon sagte, und dabei war der echte Tsunami zu diesem Zeitpunkt noch nicht einmal auf Land getroffen.

Auf Leben und Tod

Das Leben mit dem Diabetes ist im Grunde genommen stets von Höhen und Tiefen geprägt. Und das nun nicht nur bei den Dingen, die den Blutzucker direkt betreffen, sondern auch und vor allem im allgemeinen Leben. Aber das geht wohl den meisten so, und darüber möchte ich mich an dieser Stelle auch nicht weiter auslassen.

An das genaue Jahr und an den Monat, in dem sich die nun folgende Geschichte ereignete, kann ich mich beim besten Willen nicht mehr erinnern. Es muss in den letzten Jahren der DDR gewesen sein, also irgendwann zwischen 1986 und 1989. Aber bitte, nageln Sie mich jetzt nicht auf ein genaues Jahr fest. Nach einer Suche im Internet konnte ich aber den Zeitraum noch ein wenig weiter einengen. Es muss irgendwann in den Jahren von 1988 bis 1989 gewesen sein. Genauer kann ich es beim besten Willen nicht einengen. Und - im Grunde spielt das genaue Jahr auch keine Rolle.

Wir, also mein Freund und ich, waren wieder einmal in dem Krankenhaus in der Nähe der Ostsee. Wir hatten wieder unser Zimmer im alten Klinikgebäude bekommen, wir trafen wieder Menschen, denen wir vorher noch nie begegnet waren und die wir hinterher auch nie wieder sahen. Es hatte fast keine Veränderungen gegeben.

Geändert hatte sich nur, dass der neue Gebäudekomplex mit dem modernen Speisesaal, der bei unserem letzten Aufenthalt im gleichen Krankenhaus noch in Bau war, nun benutzt werden konnte und wir nun in den Genuss kamen, zum ersten Mal im neuen Gebäude Platz nehmen zu dürfen.

Die Eröffnung des Komplexes konnte noch nicht allzu lange zurück liegen, alles roch noch neu und nach Farbe und hatte noch nicht den typischen Geruch eines Ortes angenommen, an dem für viele gekocht und das Gekochte dann von vielen Menschen gegessen wird.

Ein helles Foyer empfing uns, große Lampen, eine Cafeteria, ein Zeitungskiosk, eine moderne Treppe führte in die zweite Etage, in der sich neben der Großküche auch der Speisesaal befand. Schön war es geworden, das neue Gebäude, wirklich richtig schön.

Der Speisaal selbst nahm fast die gesamte zweite Etage in Anspruch und ließ sich durch eine Lamellenwand in Holzoptik in zwei Bereiche aufteilen. Der weitaus größere Bereich für die Patienten, der kleinere hingegen für besondere Anlässe und Gäste.

Endlich gab es auch genügend Garderobenbereiche, in denen man seine Jacken oder Mäntel an Haken aufhängen konnte.

Im Speisesaal selbst gab es nur Tische für vier Personen, gefällig angeordnet, im damals modernen schwarz lackierten DDR-Vierkant-Stahlrohr-Design. Sicher, wir trafen auch alte Bekannte wieder. Die Gewürzständer, in die man auch die Namensschildchen steckte, zum Beispiel hatte man aus dem alten Speisesaal im Schloss übernommen, ebenso das Geschirr und das Alubesteck, aber was sollte es?

Wir waren angenehm überrascht. Viel Licht trat durch die großen Fenster in den Raum, riesige Grünpflanzen lockerten das Ganze auf, kurze Reihen anderer Pflanzen teilten kleinere Bereiche ab, in denen dann besondere Gruppen von Patienten, wie zum Beispiel die Kinder, ihre Plätze hatten. Und auch hier hing noch immer der Geruch des Neuen in der Luft.

Für einen Speisesaal eine wahrlich reife Leistung.

Wir bekamen unsere Plätze zugewiesen und harrten der Dinge, die unweigerlich kommen würden. Wir kannten das alles zur Genüge, lediglich der Platz der Futterstätte und die Nummer unseres Tisches hatten sich geringfügig geändert. Noch lebten wir in der DDR, es galten also noch die alten Regeln mit all ihren manchmal recht skurril anmutenden Konsequenzen.

Das Brot für alle Patienten, die am Tisch saßen, wurde zum Beispiel in einer Plastikbox auf den Tisch gestellt. Auf den vier Stapeln aus Brotscheiben lag obenauf ein kleiner Zettel mit dem Namen des Patienten, neben dem Zettel der Belag und Butter, was nicht wirklich appetitlich anzuschauen war, aber man musste ja irgendetwas essen, wenn man nicht vorhatte, vom Fleisch zu fallen. Neben den Tellern standen dann noch die Schüsseln mit dem Salat und der obligatorischen Portion Quark.

Man gab sich wirklich die allergrößte Mühe, trotz Einschränkungen und Beschränkungen alles so angenehm wie nur irgend möglich zu machen. Bei der Menge der Patienten, damals sicher mehr als dreihundert Personen zur gleichen Zeit, war alles Mühen unter Garantie keine leichte Aufgabe. Die Arbeit des Personals in Küche und Speisesaal kann man im Grunde genommen nicht hoch genug einschätzen. Man sieht sie eben nur selten, die fleißigen Hände.

Wir saßen also mal wieder beim Abendessen. In der Plastikbox fanden wir unser Brot, manchmal fehlte an einer Scheibe eine kleine Ecke, denn damals musste es noch auf das Gramm stimmen. Manchmal kam es auch vor, dass man ein Stück Brot in der Größe eines Daumennagels auf den kompletten Scheiben fand. Heute würde das kein Mensch in keiner Diabetesklinik mehr so machen, damals aber war dieses Vorgehen vollkommen normal und Anlass für so manch derben Witz.

Die Kanne mit dem roten Tee machte die Runde, das Getränk hatte einen sehr eigenwilligen Geschmack. Es ging das Gerücht rum, dass man ihn mit einem Mittel zur Reduzierung einiger rein männlicher Bedürfnisse versetzt hatte, aber das Brot war trocken und mit irgendetwas musste man ja alles aus dem Mund, durch den Hals und in den Magen spülen. Bier durfte nicht getrunken werden, also, Augen zu und - „Hau rein, das Zeuch!"

Raue Zeiten waren das damals, sehr raue Zeiten.

Das Krankenhaus, in dem wir waren, war unter anderem auch die zentrale Klinik in der DDR für schwangere Diabetikerinnen oder Diabetikerinnen, die schwanger werden wollten.

Was heute vollkommen normal ist, war damals ein Kraftakt ohne Gleichen. Dabei musste alles stimmen. Der Diabetes einer Frau, die schwanger werden wollte oder schwanger war, wurde in vergangenen Zeiten so straff eingestellt, dass sich die Frauen kaum noch bewegen konnten, ohne Gefahr zu laufen, in einer Unterzuckerung zu landen. Man wollte um wirklich jeden Preis allen möglichen Schaden vom Ungeborenen fernhalten. Gerade bei schwangeren Diabetikerinnen kann es sehr schnell zu Schäden beim Kind kommen. Die neun Monate der Schwangerschaft waren eine fortwährende Gratwanderung dieser Frauen, jeder Schritt musste sehr gut überlegt sein und teilweise lange vorher regelrecht geplant werden. Deshalb sah man die meist jungen, schwangeren Diabetikerinnen selten spazieren gehen, meist hielten sie sich auf ihrer Station auf, unter der permanenten Kontrolle durch Ärzte und Schwestern.

In Abhängigkeit vom Zustand der Frauen und der aktuellen Lage ihres Stoffwechsels durften die Schwangeren manchmal auch im Speisesaal ihre Mahlzeiten einnehmen. Meist kamen sie dann in sehr kleinen Gruppen, zwei, drei, vier werdende Mütter, immer begleitet von einer Schwester. Mochte der Weg von der Krankenstation zum Speisesaal auch nur gerade einmal knappe 300 Meter betragen, wenn man allerdings keinerlei Zuckerreserven im Blut hatte, reichte diese Strecke aus, um in eine schwere oder gar lebensbedrohliche Unterzuckerung zu kommen.

Und an einem Abend geschah es dann auch.

Eine Gruppe Schwangerer kam in den Speisesaal und ging zu ihren Plätzen. Sie begannen ihr Abendessen und schwatzten dabei, wie es alle Menschen tun. Plötzlich jedoch änderte sich das Verhalten einer der jungen Frauen schlagartig. Wir schätzten, dass sie damals im achten Monat schwanger war. Sie begann zu zucken und einige ihrer Leidensgenossinnen versuchten vergeblich, ihr Traubenzucker zu geben. Die junge Frau konnte den Mund nicht mehr öffnen, fiel nur einige Sekunden später vom Stuhl und ihr Körper begann, sich in wildesten Zuckungen zu bewegen. Augenblicke später verkrampfte sich ihr Körper.

Sie müssen sich die schwerste Form einer Unterzuckerung ähnlich einem epileptischen Anfall vorstellen, bei dem der Körper alle möglichen Bewegungen macht, die für die Person, die in dieser Situation steckt, in keinster Art und Weise zu kontrollieren oder zu beeinflussen sind, da in dieser Lage das Gehirn die Arbeit schon weitestgehend eingestellt hat. Das menschliche Gehirn ist das einzige Organ des Menschen, das ausschließlich mit Zucker funktionieren kann. Die anderen Organe können im Notfall die benötigte Energie aus Eiweißen oder Fetten generieren, das Gehirn kann das nicht. Deswegen schaltet das Gehirn bei sinkendem Blutzucker alle nicht wirklich lebenswichtigen Funktionen nach und nach ab. Sie haben sicher schon von Diabetikern gehört, die Ihnen davon berichtet haben, dass sie dann plötzlich keine Farben mehr sehen konnten, dass die Zunge nicht mehr funktionierte und so weiter.

Nein, so eine Unterzuckerung ist nicht nur sehr unangenehm, sie ist zudem verdammt gefährlich. Man kann sich verletzen, ohne dass man es will, man kann andere verletzen, ohne dass man es will. Nur die rasche Gabe von Zucker oder besser noch Traubenzucker - im Falle einer schweren Unterzuckerung mit Bewusstlosigkeit wird eine Lösung, bestehend aus destilliertem Wasser und Glukose, direkt in die Vene gespritzt - bringt dann unter Umständen die erhoffte schnelle Besserung.

Die junge Frau lag auf dem gefliesten Boden im Speisesaal und zuckte und krampfte. Einige Momente später bekam sie eine erste Infusion mit Traubenzucker, was sich als sehr kompliziert erwies, denn die Bewegungen ihrer Arme und des ganzen Körpers waren absolut nicht beherrschbar oder in irgendeiner Art und Weise vorhersehbar.

Es war ein furchtbarer Anblick, der sich einem für alle Zeiten ins Gedächtnis einbrennt. Ich meine, wir, also mein Freund und ich, sind auch Diabetiker, wir kennen das Risiko einer Unterzuckerung und können auch die Lage einigermaßen einschätzen. Wir haben gelernt, was in welcher Situation zu tun ist und hatten zu Hause auch die Mittel, um uns schnell aus der Gefahrenlage zu bringen oder um uns von anderen helfen zu lassen.

Und dann sitzt man beim Abendessen und muss hilflos dabei zusehen, wie ein anderer Mensch, eine junge Frau, eine werdende Mutter, in einer schweren Unterzuckerung steckt und man kann nicht helfen, kann absolut nichts machen. Nur Fragen kann man sich stellen: Warum ist das passiert? Wie konnte das geschehen? Wird sie es schaffen? Was wird aus dem Kind? Wird alles gut gehen? Die Fragen, die man sich in diesem Moment selbst stellt, haben alle eines gemeinsam: Sie sind eine wie die andere unangenehmer Natur.

Man bemüht sich vergeblich, nicht zum Ort des Geschehens zu schauen. Und trotzdem, unsere Augen wanderten immer wieder hin, das Gehirn wollte wissen, wie es weiter ging, was man mit der Frau machte.

Warum sind wir so geil nach Bildern einer Katastrophe? Wieso können wir uns nicht einfach von den Berichten eines Unglückes abwenden? Eine gute Nachricht interessiert uns dagegen kaum noch. Warum gibt es keine Nachrichtensendungen, in denen ausschließlich über positive Dinge berichtet wird?

Als man die junge Frau ein paar Minuten später auf einer Trage abtransportierte, lag sie ruhig auf der weißen

Matte unter einer Decke. Die anderen Patienten wendeten sich wieder dem Essen zu. Gott sei Dank waren die Kinder, die sich zu dieser Zeit in der Klinik befanden, noch nicht zum Abendessen erschienen, wenigstens ihnen ist dieser Anblick erspart geblieben.

Der Rest des Abendessens verlief in einer eigenartigen, wie aufgesetzt wirkenden Ruhe. Die Stille im Speisesaal war gespenstig. Und ohne es zu sagen, wusste doch jeder, dass all die Patienten an den Tischen sich Gedanken machten und dass sich diese Gedanken ohne Ausnahme um das Wohlergehen der jungen Frau drehten. Jeder einzelne von uns machte sich seine eigenen Gedanken, versuchte zu ergründen, wie er sich in so einer Situation wohl verhalten hätte, was er gemacht hätte, um zu helfen, oder um sich zu drücken. Viele der Patienten prüften so unauffällig wie nur möglich, ob sie ihren Vorrat an Traubenzucker dabei hatten. Ich gebe zu, wir haben das bei dieser Gelegenheit auch gemacht.

Hätten unsere Gedanken eine Wolke aus Wohlergehen bilden können, die junge Frau und ihr ungeborenes Kind hätten auf dieser Wolke schweben können, wären wie in Watte gebettet gewesen, geschützt vor allen Unbilden des Lebens.

Wie wir einige Tage gehört haben, soll die junge Frau die schwere Unterzuckerung nicht überlebt haben. Das Kind aber, so haben wir auch erfahren, sollen die Mediziner jedoch gerettet haben können. Vielleicht waren das nur Gerüchte, vielleicht wollte jemand dem Ereignis eine gewisse Spannung und Tragik mit auf den Weg geben, ich jedenfalls weiß es nicht. Wir jedenfalls haben die junge Frau mit dem netten Gesicht nie wieder gesehen, obwohl wir im gleichen Haus lagen, sogar auf der gleichen Etage unsere Stationen hatten und nach den Ereignissen noch drei Wochen in der Klinik waren.

Mir aber werden die Bilder nicht aus dem Sinn gehen, selbst wenn seitdem viele ereignisreiche Jahre ins Land gegangen sind.

Wie auch immer die Geschichte ausgegangen sein mag, ich wünsche den Beteiligten alles Glück im Leben, auf jedem Schritt ihrer Wege soll eine Armee Schutzengel auf diese Menschen aufpassen, selbst wenn diese Engel dann Überstunden schieben müssen.

Sie können mir gern die Rechnung dafür schicken.

Zeitreisen

Wir steigen zur Abwechslung in einen Flieger, am Besten in einen von Airbus, nehmen bequem in der Economy-Class Platz, strecken die Beine, bis sie am Sitz vor uns hängen bleiben, genießen das Essen aus der Plastik-Schale, das wir uns mit Plastikbesteck einverleiben, lehnen uns nach der halben Tasse Kaffee ganz locker zurück bis in den bequemen Winkel von etwa fünfzig Grad und genießen den Film, den wir uns nun ansehen müssen. Sie können ja die Kopfhörer da lassen, wo sie sind, in der Tüte. Sind ja bloß knappe dreizehn Stunden, die wir in der Luft hängen. So ein Flugzeug ist doch wirklich eine tolle technische Leistung. Und wir nutzen nun die Technik und machen einen Flug in den Osten. Weiter in den Osten! Ganz weit in den Osten, wir fliegen nach Japan, ins Land der aufgehenden Sonne, ins Land des Lächelns.

Welche Probleme ein Flug über mehrere Zeitzonen für einen Diabetiker mit sich bringen kann, darüber werde ich mich an dieser Stelle nicht auslassen. Vielleicht aber in der Fortsetzung dieses Buches. Erhältlich, wie immer, nur bei Amazon.

Nach dem langen Flug steigen wir auf dem Flughafen Narita in Tokio aus der Maschine, recken und strecken uns, warten zuerst geduldig auf unser Gepäck und dann noch geduldiger auf den Stempel in unserem Pass, der uns den Aufenthalt in Japan erlaubt und finden uns nicht nur in einem anderen Land und in einer anderen Kultur wieder, sondern auch in einer anderen Zeit, zumindest, wenn man das allein auf die Art der Behandlung eines Diabetes bezieht.

Japan ist ein wunderschönes Land, eine geniale Mischung aus Tradition und Moderne. Wo findet man sonst noch uralte, komplett ohne Nägel gebaute Tempel aus

Holz so direkt neben modernen Wolkenkratzern aus Stahl und Glas wie hier? Obwohl ich nun schon mehrere Jahre hier lebe, an diesen Kontrast habe ich mich noch immer nicht gewöhnen können, immer wieder entdecke ich neue Plätze, die mich faszinieren. Die Beschreibung von schönen Orten in Japan, die eines normalen Tages, das soll nicht das Thema der nun folgenden Geschichte sein.

Nun, hier in Japan ticken die Uhren etwas anders als Sie es vielleicht aus Deutschland gewohnt sind. Allein dadurch, dass das Land wesentlich näher am Äquator liegt als Europa, beginnen die Tage früher und enden auch wesentlich zeitiger, sofern man sich nur auf das Tageslicht beruft. Hat man sich erst einmal daran gewöhnt, geht es hinterher ganz gut.

Mit der Landung in Japan haben Sie nicht nur einen Sprung über mehrere Zeitzonen gemacht, sondern auch eine Zeitreise in vergangene Welten. Sie lachen? Warum, wenn ich Sie das einmal ganz direkt fragen darf. Sollten Sie ganz nebenbei auch ein Süßer oder eine Süße sein und sollten Sie gar vorhaben, für längere Zeit in Japan zu bleiben und sich in Behandlung bei einem Diabetesarzt zu begeben, wird Ihnen das Lachen recht bald vergehen.

Sicher, auch in Japan gibt es natürlich Diabetiker. Lässt sich schon auf Grund der demografischen Faktoren nicht ganz vermeiden. Im Vergleich zu Deutschland, dem einzigen anderen Land der Welt, das ich gut genug kenne, um mir ein Urteil bilden zu können, sind es in Japan mehr oder weniger meist Typ-II-Diabetiker, also Menschen mit einem Altersdiabetes.

Okay, ich sehe ein, mein Versprechen, keine Abhandlung über den Diabetes zu schreiben, gerät ein wenig ins Schwanken, aber ein wenig Fachwissen muss schon sein, sonst können Sie nicht verstehen, um was es geht. Sagte ich Ihnen ja schon.

Also, es gibt neben den zwei großen Gruppen von Diabetikern noch einige wesentlich kleinere Gruppen, wie zum Beispiel den Diabetes, der nur bei Schwangeren auftritt. Das wissen viele gar nicht, Sie können nun von sich behaupten: So, das habe ich nun auch gelernt.

Aber die zwei Hauptgruppen sind die Typ-I-Diabetiker und die Typ-II-Diabetiker. Diese beiden Arten zu unterscheiden ist relativ einfach: Typ-I-Diabetiker sind meistens jüngere, normalgewichtige Menschen, die sich alles Insulin komplett spritzen müssen, während vom Typ-II-Diabetes normalerweise Menschen betroffen sind, die schon älter sind, so um die fünfzig und die dazu oft übergewichtig sind. Darum werden Sie auch des Öfteren in den Nachrichten von Schülern hören, die schon am Typ-II-Diabetes erkrankt sind. Eben, weil sie starkes Übergewicht haben. Wieso? Das Insulin, welcher jeder Mensch, ja, auch Sie da hinten, braucht, wird neben anderen Stoffen im Pankreas, der Bauchspeicheldrüse, gebildet und von dort je nach Bedarf in den Körper ausgeschüttet. Sie selbst merken das gar nicht, es geschieht ganz einfach während Sie essen, schlafen oder arbeiten. Beim Typ-I-Diabetiker werden durch eine Autoimmunreaktion die insulinproduzierenden Zellen in den Langerhansschen Inseln der Bauchspeicheldrüse zerstört und dadurch wird kein eigenes Insulin mehr produziert, so dass wirklich jede einzelne Einheit von außen gespritzt werden muss.

Bei einem Typ-II-Diabetiker hingegen produziert die Drüse links in Ihrem Bauchraum noch Insulin, nur reicht die Menge oft nicht mehr aus, den Körper mit einer genügenden Menge zu versorgen. Meist kommt man hier mit der Gabe von Tabletten aus, die die Produktion von Insulin ein wenig anregen. Und sehr effektiv ist eine Maßnahme, die keinerlei Medizin bedarf: Einfach ein paar Kilo abnehmen. Soll, so habe ich mir sagen lassen, manchmal auch in anderen Dingen Wunder wirken.

Ich war darum auf der einen Seite sehr erstaunt, in Japan viele und vor allem ältere Menschen zu treffen, die am Diabetes erkrankt sind. Von Übergewicht ist da nichts zu sehen. Dafür sind die meisten von ihnen dann schon wieder zu alt, für das Übergewicht ist auch hier, ein Dank an die weltweit agierenden Fastfoodketten, die jüngere Generation zuständig.

Aber noch wesentlich größer war mein Erstaunen und auch mein Entsetzen, als ich zum ersten Mal bei einem japanischen Diabetesarzt in der Sprechstunde vorstellig wurde. Mit meiner Meinung, dass die gleiche Krankheit überall auf der Welt gleich behandelt wird, lag ich wohl ein wenig daneben. Ich sagte ja, Zeitreisen.

Zum einen wird das Essen für Diabetiker nicht nach Kohlenhydraten berechnet, aus denen der Körper ja den Zucker herstellt, den er braucht und der dann den Blutzucker ansteigen lässt, nein, in Japan wird in Kalorien gerechnet. Nun besteht aber ein gewaltiger Unterschied zwischen Kohlenhydraten und Kalorien. Ich sage es mal so, wie man es auch in der dazu gehörenden Literatur findet:

Ein Gramm Kohlenhydrate liefert vier Kilokalorien Energie, ein Gramm Fett hingegen liefert dem Körper neun Kilokalorien[3]. Nun besteht da aber noch ein zweiter weitaus gewaltigerer Unterschied:

Ein Gramm Fett wird Ihren Blutzucker nicht wirklich ansteigen lassen, ein Gramm Kohlenhydrate hingegen schon. Was ich damit sagen will, ist: Wenn ich die Menge Kalorien, die ich zu mir nehmen darf, mit den mir zur Verfügungen stehenden verschiedenen Produkten abdecke, dann bin ich in der Lage, mit der gleichen Menge Energie zwei sich widersprechende, vollkommen gegensätzliche Ergebnisse erzielen. Ist alles nur eine Frage der Mathematik. Nur einmal ein Beispiel:

Sie dürfen 2000 Kilokalorien am Tag essen. Geteilt durch vier Kalorien pro Gramm Kohlenhydrate macht das 500 Gramm reine Kohlenhydrate. So, um es jetzt ganz einfach zu machen, nehmen wir Traubenzucker, weil der vollständig ins Blut geht.

Wenn Sie über den Tag verteilt 500 Gramm Traubenzucker essen, wird Ihr Blutzucker ständig ein wenig erhöht sein. Nun machen wir den gleichen Spaß einmal mit Fett. Zuerst wieder rechnen: Zweitausend geteilt durch neun ergibt 222,22. So, wenn Sie nun diese Menge reines Fett über den Tag verteilt zu sich nehmen, wird sich vielleicht Ihr Schneider freuen, Ihren Blutzucker aber wird das eher weniger interessieren. Mit an Sicherheit grenzender Wahrscheinlichkeit wird er ein wenig ansteigen, da der Körper ja auch aus Fett und Eiweiß Zucker herstellen kann, aber nicht in dem Maße, wie das bei reinen Kohlenhydraten geschieht.

Als ich den Arzt hier in Japan nach einer Tabelle fragte, aus der ich den Gehalt an Kohlenhydraten der verschiedenen japanischen Lebensmittel entnehmen kann, schaute der mich an, als ob ich ihn gefragt hätte, ob ich mit seiner Tochter schlafen dürfte und die Sprechstundenhilfe schien der Meinung zu sein, ich käme vom Mars. Beide konnten mit meiner Frage absolut nichts anfangen. Wenn Kulturen schon mal aufeinander prallen!

Noch schlimmer wurde es, als ich neue Teststreifen haben wollte, die ich in meinem Testgerät benutzen kann. Meine aus Deutschland mitgebrachten Teststreifen neigten sich langsam aber sicher dem Ende entgegen. Ich war es aus Deutschland gewohnt, meinen Blutzucker bis zu sieben Mal pro Tag zu kontrollieren. Die dazu notwendigen Teststreifen erhielt ich immer von meinem Fachhändler, die Verordnung in der Praxis, ohne dass ich lange mit dem Arzt oder der Schwester darüber diskutieren musste. Wenigstens aber die 150 Teststreifen pro Monat bekam ich, wie das ja auch mit der Krankenkasse vereinbart war, weil der Blutzucker kann ja nur auf der Basis eines aktuell gemessenen Wertes behandelt werden.

Ich ging noch immer von der Prämisse aus: Gleiche Krankheit bedeutet gleiche Behandlung. Auch hier musste ich mich wieder eines Besseren belehren lassen.

Ich erhielt im Krankenhaus die definitive Wahnsinnsmenge von genau 200 Teststreifen - für die nächsten drei Monate.

Was das konkret bedeutet? Nun, wenden wir uns also noch einmal der Mathematik zu.

Drei Monate haben im Durchschnitt neunzig Tage. Okay, 200 Streifen für neunzig Tage macht zwei Streifen pro Tag. Und da bleiben sogar noch zwanzig Streifen übrig. Wenn Sie nun allerdings nur zweimal am Tag den Blutzucker testen können, einmal morgens und einmal abends, weil Sie keine wirklichen Reserven haben, dann können Sie sich das auch gleich schenken. Wie wollen Sie auf diese Weise einen Stoffwechsel richtig einstellen oder unter Kontrolle halten? Zweimal ist bei einem Insulin spritzenden Diabetiker kein Mal. Wenn Sie nur so wenige Teststreifen als Reserve haben, darf im Leben absolut nichts daneben gehen, dann sollte man sich nicht die kleinste Erkältung einfangen.

Ich weiß, dass die von mir verwendeten Streifen ziemlich teuer sind, auch hier, aber wenn man den Stoffwechsel nicht im Griff hat, dann wird es erst richtig teuer, für alle am Problem beteiligten Seiten.

Wie teuer? Nun, ich habe für drei Tage Aufenthalt im Krankenhaus nach einem Notfall umgerechnet mehr als 1300 Euro bezahlen müssen. Sie müssen aber wissen, dass man in Japan bei jedem Arztbesuch, jedes Mal in der Apotheke und im Krankenhaus dreißig Prozent der Rechnung aus eigener Tasche bezahlen muss.

Aber, soweit, dass man lieber die wesentlich geringeren Mehrkosten für notwendige Vorsorgemaßnahmen trägt als dann die Kosten für eine stationäre Behandlung, wenn was schief gelaufen ist, soweit ist man in Japan **noch** nicht. Die Betonung liegt auf dem Wort **noch**.

Den dicksten Schock aber bekam ich, als ich hier in Japan eine neue Insulinpumpe brauchte, weil die einprogrammierte Laufzeit meiner deutschen Pumpe schon beinahe abgelaufen war.

„Eine was wollen Sie?" Die Frage des Arztes wird mir wohl nie mehr aus dem Kopf gehen. Ich meine, hätte ich ihn nach einer Huptsdetselbolk (Googeln ist sinnlos, das Wort *Huptsdetselbolk* gibt es nicht!) gefragt, okay, ich hätte das nachvollziehen können, dass er mich nicht verstanden hat, aber bei einer so simplen Sache wie einer Insulinpumpe? Hallo, der Arzt war immerhin der Chefarzt des Fachbereiches Diabetes einer nicht gerade kleinen und auch nicht wirklich unbedeutenden Klinik in Tokio.

Die Ärztin, an die er mich danach überwiesen hat, war von meinem Wunsch noch weniger begeistert.

Warum ich denn nicht mit der Hand spritzen würde, wie die anderen Diabetiker in Japan auch?

Hallo? Frau Doktor, soweit alles in Ordnung? Das hatte ich lange genug, genauer gesagt, zwanzig Jahre lang und das bis zu vierzehn Mal am Tag, ohne damit etwas erreicht zu haben.

Und wie komme ich dann durch Nacht? Und mit welchen Werten soll ich dann am Morgen aufstehen? Wieso in der Zeit wieder zurückgehen, wenn doch die ganze Entwicklung nur vorwärts schreitet?

Ich habe dann nach einigem Hin und Her und noch mehr Streit doch eine neue Pumpe bekommen. Okay, neu nun nicht im Sinne von einem neuartigen Modell, sondern viel mehr neu im Sinne von Austauschen. Denn das Gerät, das mir nun gegeben wurde, war schon zu meinen deutschen Zeiten lange nicht mehr aktuell, obwohl es diese Pumpe immer noch gibt. Das Modell ist einfach nicht mehr auf dem aktuellen Stand der Technik, zum Beispiel ist sie nicht wasserdicht, wie die Pumpen, die ich aus Deutschland kannte. Also, mal eben mit der Pumpe durch den Regen laufen, so was sollte man tunlichst unterlassen. Macht sich während der Regenzeit in Japan extrem günstig.

Auch das Handling und die Tragweise - weit weg von jedem Komfort und außerhalb eines jeden Sicherheitsaspektes. Die in Deutschland von den Patienten verwendeten

Insulinpumpen zum Beispiel haben die Anschlussstutzen für den Katheter der Insulinzufuhr immer nach unten gerichtet, so dass eine eventuell in der Insulinampulle der Pumpe vorhandene Luftblase nach oben steigt und nicht in den Körper gelangt. Und hier? Da war es genau entgegen gesetzt, also wird dann unter bestimmten Umständen statt des lebenswichtigen Insulins Luft in den Körper gepumpt. Und als ob das noch nicht genug wäre, kommt das Gerät von einem Hersteller, über den man in den verschiedenen Medien mehr schlechte als gute Nachrichten hören und lesen konnte.

Ein anderes Modell von einem anderen Hersteller?

Ich bitte Sie, aber doch nicht in Japan. Sie müssen sich das in etwa so vorstellen, dass es im Großraum Tokio mit seinen mehr als 35 Millionen Menschen nur ein gutes Dutzend Pumpenträger gibt, die alle das eine Modell der gleichen Firma tragen. Genau so viele Pumpenträger treffen Sie auch in Deutschland. Sie müssen sich dafür nur etwa zwei Stunden lang in das Wartezimmer einer diabetologischen Schwerpunktpraxis setzen.

Hier in Japan besteht einfach noch keine Nachfrage nach der modernen Technik. Aber das wird sich, so schätze ich es anhand meiner Erfahrungen, im Laufe der nächsten Jahre auch hier, im Land des Lächelns und der aufgehenden Sonne, ändern.

Wenn man es einmal von dieser Warte aus betrachtet, habe ich mit meinem Flug nach Japan wirklich eine Reise durch die Zeit gemacht, zurück in die finsteren Zeiten der Diabetesbehandlung, quasi zurück zu den Anfängen. Mein Flug hat mich pro Flugstunde etwa um ein Jahr zurück in die Vergangenheit versetzt.

Da soll mal einer sagen, dass das nur in Romanen der Science Fiktion möglich ist.

Auf halber Treppe

Es war im Jahr 1986, als ich meine erste Kur antreten durfte. An die Wende war noch nicht zu denken, wir lebten unser sozialistisches Leben und waren im Großen und Ganzen zufrieden. Nein, nicht alle. Aber ein paar Menschen, die sich selbst als unzufrieden bezeichnen, werden Sie aber immer und überall finden, gestern, heute, morgen.

„Eines jeden Recht getan, ist eine Kunst, die keiner kann", sagt ja schon der Volksmund.

Die Klinik „Bergfried" in Saalfeld war in den Unterlagen als mein Kurhaus eingetragen worden. Ich kannte den Namen der Stadt damals nur von der leckeren (man achte auf die Ironie!) „Rotstern"-Schokolade und den Feengrotten her, die sicher jedem gelernten DDR-Bürger ein Begriff sind. Dass es in der Stadt aber auch ein Sanatorium für Diabetiker geben sollte, klar, man lässt sich immer gern überraschen.

Schon die Fahrt im Zug war voller Überraschungen. In der DDR gab es nur eine einzige Krankenkasse, und der war es dann sogar gelungen, einige Patienten, die in die gleiche Klinik unterwegs waren wie ich, neben mir im Abteil unterzubringen. So konnten wir uns also schon während der Fahrt ein wenig kennen lernen, was aber erst durch eine zufällige Bemerkung des Fahrkartenkontrolleurs so richtig in Gang kam. Und so fand sich im Zug schon eine kleine Gruppe von Menschen zusammen, die dann während der ganzen Zeit der Kur, immerhin vier Wochen, auf die eine oder andere Art und Weise Bestand hatte.

Ich war dann überrascht, als ich die Klinik selbst sah. Eine alte Villa im Stile eines Schlosses mit einem schönen

Innenhof, einem mit viel Efeu umrankten Arkadengang, einem dunklen Schieferdach. Im Innenhof gab es ein Wasserbecken mit Figuren von kupfernen Enten, aus deren Schnäbeln Wasser in das Becken sprudelte, um das Wasserbecken herum große Holzkübel mit riesigen Agaven. Die Eingangstür zum Sanatorium jedoch war sehr eng, fast unscheinbar. Dahinter dann die große Halle, in der wir nett empfangen und von der aus wir zu den weiteren Stationen des Weges geschickt wurden.

Ich bekam ein Bett in einem Zimmer, das ich mir mit zwei weiteren Männern teilen musste. Den Luxus eines Ein-Bett-Zimmers für jeden Patienten gab es damals noch nicht. In dem Zimmer atmete alles einen Hauch von abgestandenem Luxus: der monströse Kleiderschrank, der Ofen aus bunten Kacheln, das Bad aus Marmor, mit goldenen Armaturen, was wollte man denn mehr? Doch, ja, hier konnte man es aushalten.

Das Leben in der Klinik, ich möchte das Sanatorium der Einfachheit halber Klinik nennen, gestaltete sich angenehm. Ich hatte das Glück, im kleinen Speisesaal einen Platz zu bekommen, an einem Tisch mit drei weiteren Personen. An den Wänden des Speisesaales waren über gigantischen Schubfachschränken bis an die Zimmerdecke reichende Regale im Stil alter Villen und Herrenhäuser eingebaut, in deren Fächern sich hinter vergitterten Glasscheiben Teller, Tassen und Schüsseln aus Glas und Porzellan befanden, die wirklich nicht in eine Klinik, sondern in ein Museum gehört hätten. Wir haben das Ambiente sehr genossen. Das kühle Hellblau der Wände, dazu das Weiß der Holzteile der Regale, auf deren Scheiben sich das Licht spiegelte, ja, es war sehr angenehm.

In der Anmeldung hatte ich mir ein Kännchen für Kaffee ausgeliehen, den ich zwar mit siebzig Pfennig pro Kännchen bezahlen musste, aber ich bitte Sie, was sind schon siebzig Pfennige für zwei Tassen dieses edlen Getränkes? Und der Kaffee war wirklich gut. Weil man nur für etwa sechzig Patienten kochen musste, war das Essen vom Feinsten, zumal ein großer Teil gerade des Gemüses aus der hauseigenen Gärtnerei kam.

Der Tagesablauf war relativ streng geregelt. Am Morgen, noch vor dem Frühstück, der Sport, meistens zwei Runden durch den Park joggen und dann Wassertreten, danach das Frühstück, die Visite, anschließend die individuellen Behandlungen der einzelnen Patienten.

Von allen besonders gehasst waren die Kneippschen Anwendungen im Keller der Klinik. Eiskaltes Wasser aus 120 Metern Tiefe mit einem Schlauch über den ganzen Körper gespritzt zu bekommen, nein, das war schon damals nichts für meiner Mutter ihren großen Sohn. Das Dumme an der Sache war eben nur, dass man auf der Kurkarte nur dann die über sich ergangene Behandlung bestätigt bekam, wenn man sie auch über sich ergehen ließ. Und die Karten wurden täglich von der Schwester kontrolliert.

Viel angenehmer war dann schon die Entspannungstherapie, an der ich teilgenommen habe. In einem kleinen Nebengebäude lagen wir dazu auf dem weichen Fußboden und lernten unseren Körper kennen, im wahrsten Sinne Muskel für Muskel. Da gibt es welche, von denen wusste ich noch nicht einmal, dass ich sie habe. Am Ende war es so, dass ich auf einem Besenstiel schlafen konnte, den ich mir vom Po bis zum Hinterkopf unter die Wirbelsäule legte. So intensiv haben wir gelernt, alle Muskeln bewusst zu entspannen. Dieses Wissen habe ich mir bis heute bewahrt. Ich kann das immer noch. Diese Art der Entspannungstherapie nennt sich „konzentrative Entspannungstherapie".

Am Nachmittag hatten wir meistens frei, so dass wir in die Stadt gehen konnten, Tennis oder Tischtennis spielten oder uns mit anderen Dingen befassten.

Ich fand viele Stellen im Gelände der Klinik, die mich in ihren Bann gezogen und mich von Anfang an fasziniert haben. Allein schon das Gebäude bot einen Schatz an Überraschungen.

In der großen Halle gab es einen riesigen runden Tisch, auf dem täglich die Post und Mitteilungen für die Patienten lagen. Dann der Wintergarten, die großen halbrunden Fenster der Rückseite des Hauses, die riesige, mit Ziegeln ausgekleidete Terrasse, der Durchgang zum Billardzimmer.

In diesem Zimmer selbst stand ein sehr alter Billardtisch, der auch oft benutzt wurde. Hinter zwei Türen eines Schrankes gab es sogar einen Farbfernseher. Wir haben das Gerät aber nur selten benutzt, es gab zu viele andere Dinge, die man machen konnte.

Neben der Tür zum Billardzimmer ein Kamin, vor dem zwar kein Bärenfell lag, aber ein Schachtisch und zwei bequeme Sessel standen. An eben diesem Tisch haben ein älterer Patient und ich stundenlang gesessen und gegeneinander Schach gespielt. Ein Hauch von Luxus eben, wie ich schon sagte.

Am Deutlichsten aber ist mir die breite Treppe in meinen Erinnerungen erhalten geblieben, deren breite Holzstufen in die zweite Etage des Gebäudes führten. Für mich war diese geschwungene Treppe von Anfang an ein Wahnsinnsanblick. Ich bin diese Stufen immer wieder sehr langsam hinauf und hinab gestiegen, habe dieses Gefühl genossen. Sich einmal wie ein Filmstar fühlen!

Im oberen Bereich der Treppe befand sich ein kleiner Absatz, auf dem ein kleiner Tisch und vier Sessel standen. Ich weiß nicht, wie ich es richtig beschreiben soll, es war einfach nur ein Ort der Ruhe, der Zuflucht und dennoch, wenn man an diesem Tisch saß, dann war man auch mitten drin im Leben, denn irgendwelche Menschen gingen immer über diese Treppe. Meist saßen einige ältere Damen auf den Plätzen, schwatzten miteinander, lösten die großen Kreuzworträtsel der Zeitung, machten Handarbeiten, schrieben, lasen oder genossen einfach nur die Ruhe.

Eines abends, oder besser nachts, saß auch unsere kleine Truppe an diesem Tisch. Wir wollten oder konnten in dieser Nacht noch nicht schlafen, waren noch zu sehr aufgekratzt von den Ereignissen des Tages oder hatten Tagesprofil, ich weiß es nicht mehr zu sagen.

Wir unterhielten uns in äußerst gedämpfter Lautstärke, wollten die anderen im Haus nicht stören. Es war so angenehm ruhig im Gebäude und in uns nahmen wir die entspannende Stimmung auf.

Die Nachtschwester, die in dieser Nacht Dienst hatte, war etwa in unserem Alter und eine attraktive Erscheinung, wie ich zugeben muss. Im Laufe unseres Aufenthaltes hatten wir uns mit ihr ein wenig angefreundet, und wenn es möglich war, bezogen wir sie in unsere Unterhaltungen ein. Sie war ein wirklich netter Mensch, leider habe ich mir den Namen nicht gemerkt.

In dieser Nacht hatten wir noch Appetit auf einen Kaffee. Nur, wo bekommt man den um Mitternacht her? Wir haben also die Nachtschwester gefragt, die sich bereit erklärte, uns eine Kanne Kaffee zu kochen. Natürlich waren wir sehr froh darüber, nur wussten wir noch nicht, dass die Gute zu dem Zeitpunkt nur über recht wenig Erfahrung im Kaffeekochen verfügte. Wir gaben ihr also ein 125 Gramm Paket Mocca-Fix-Kaffeepulver, dem in der DDR üblichen Kaffee und übten uns derweil in Geduld.

Wir spielten eine Runde Skat, wie wir es so oft taten. Es dauerte eine Weile, aber endlich kam die Nachtschwester mit einer großen Kanne Kaffee und einer fast leeren Tüte Kaffee. Uns schwante Schlimmes, und es kam noch viel schwärzer als schwarz, selbst dunkelschwarz leuchtete da noch.

Den Kaffee, den sie uns zubereitet hatte, konnte man fast nicht mehr als Kaffee bezeichnen, es war mehr ein dünnflüssiges Öl, was aus der Kanne in unsere Tassen lief.

„Ich wusste nicht, wie viel ich nehmen soll", sagte die Schwester entschuldigend. „Und da habe ich den Filter voll gemacht."

Ja, der Kaffee war gut, sehr gut, zu gut. Ich habe schon damals gern Kaffee getrunken und mache das noch immer.

Aber so dicken Kaffee habe ich seitdem nur noch ein einziges Mal trinken müssen. Da halfen weder Milch noch Wasser.

Nachdem ich meine zwei Tassen getrunken hatte, fühlte ich mich, als ob ich irgendein Aufputschmittel genommen hätte, die angenehme Müdigkeit, die sich während des Skatspielens eingestellt hatte, war wieder verflogen und ich fühlte mich, als könnte ich Bäume ausreißen. So, die Nacht war gelaufen, wie ich später im Bett feststellte. Meine Zimmerkollegen schliefen, einer der beiden war wie jede Nacht dabei, sich längs durch den Amazonas zu schnarchen. Ich wälzte mich in meinem Bett hin und her, von einer Seite auf die andere, ich konnte einfach nicht einschlafen. Auch die eine oder andere Zigarette auf der kleinen, schmalen Toilette hinter dem Bad brachte nicht die erhoffte Erleichterung. Es war eindeutig viel zu viel Koffein in der Blutbahn. Und nimmt man dazu noch die Menge dieses Aufputschmittels, die ich den Tag über schon zu mir genommen hatte, dann war klar, warum ich nicht einschlafen konnte.

Auch am nächsten Tag hatte ich große Probleme, mich auf die Dinge zu konzentrieren, die ich machen wollte. Erst bei der Entspannungstherapie begann ich, eine gewisse Müdigkeit zu spüren, die sich gegen Abend zu einem so dermaßen hohen Schlafbedürfnis entwickelte, dass ich unmittelbar nach dem Abendessen und dem Duschen ins Bett fiel wie ein Baumstamm und bis zum nächsten Morgen geschlafen habe.

Wir haben danach nicht noch einmal auf der halben Treppe Kaffee getrunken. Nicht, weil wir nicht wollten, aber die Zeit unseres Aufenthaltes war dem Ende nahe und die Schwester, die uns den Kaffee gekocht hatte, wechselte routinemäßig in die Tagschicht.

Dennoch, heute, so im Nachhinein muss ich sagen, es war eine schöne Nacht, so auf halber Treppe.

Die geheimnisvolle Insel

Sicher, der Titel für diese Geschichte ist nur geklaut. Sie werden ihn immer wieder hören, wenn er von anderen Autoren benutzt wird, und ich schäme mich nicht, hier und an dieser Stelle zuzugeben, dass ich mich auch einfach nur bei Jules Verne bedient habe. Warum auch nicht? Ich meine, wir alle kennen doch die Namen von wesentlich bekannteren Menschen, die sich Worte anderer genommen und dann als die eigenen ausgegeben haben, und das, ohne es zu sagen.

Wir machen wieder eine Reise in eine schon sehr weit zurückliegende Vergangenheit. Neuere Fotos bei Google-Maps zeigen, dass es den Ort, den ich Ihnen nun mit Worten beschreiben möchte, heute so leider nicht mehr gibt.

Wir sind wieder an der Ostsee, in der Nähe von Greifswald, auf fast halbem Weg zwischen Wolgast im Osten und Züssow in Westen. Dort befindet sich immer noch das Klinikum Karlsburg, das in den alten Zeiten noch „Zentralinstitut für Diabetes ‚Gerhardt Katsch' Karlsburg" hieß.

Karlsburg selbst ist nur eine kleine Gemeinde, deren Lage eher als langweilig zu bezeichnen ist. Nur eine schlechte Anbindung an das öffentliche Verkehrsnetz, der Bahnhof etwa zwanzig Fußminuten vom Ort entfernt, der Bus kam alle paar Stunden, ohne eigenes Auto war man damals echt angeschmiert. Aber das hatte auch gute Seiten, man hat sich zum einen auf sich selbst und seine Krankheit konzentriert und man hielt sich gezwungenermaßen beinahe ausschließlich in der Umgebung auf und lernte diese auf diesem Wege sehr gut kennen.

Meine Wege haben mich damals immer wieder zu einer kleinen Insel geführt, die im Park des Klinikgeländes in einem kleinen Teich zu finden war. Diese Insel war an sich aber nichts besonderes, im Grunde ein unscheinbares Fleckchen Erde, etwa zehn Meter lang und vielleicht sechs Meter breit. Ich habe die Insel nicht ausgemessen, ich habe sie genossen, denn sie hatte eine Besonderheit: Sie war eigentlich nur ein kleiner Hügel. Und saß man auf der Rückseite dieses Hügels, konnte man vom Park aus nicht mehr gesehen werden.

Wenn man am alten Bettenhaus links vorbei spazierte, dann einfach links dem Weg folgte, der einen zuerst in den Park und dann an einen kleinen Bach führte, dann erreichte man diese Insel. Nein, sie war kein geheimer Treffpunkt für Verliebte, sie war wirklich einfach nur ein kleines Eiland.

Ich saß gern auf dieser Insel, die nur über ein uraltes, schon recht mürbe gewordenes Brett zu erreichen war. Sicher, das Wasser dort war noch nicht einmal einen Meter breit, man hätte also durchaus springen können, wenn da nicht auf der anderen Seite, schon auf der Insel, dummerweise Steine gelegen hätten, auf denen man gelandet wäre. Nicht wirklich gute Aussichten für eine sichere Landung, nicht wahr? Kann Ihnen jeder Pilot bestätigen.

Ich saß, wie ich schon sagte, gern hier, genoss die Ruhe, und ich konnte dort stundenlang verweilen, ohne dass es auch nur ansatzweise langweilig wurde. Am Schönsten war es immer bei Sonnenuntergang, also abends. Einfach dort sitzen, der Himmel verfärbt sich langsam rot, die Sonne versteckt sich hinter den Bäumen des nahen Waldes. Auf dem Wasser im Teich glitzern und blinkern tausende kleiner Brillanten. Durch diesen Teppich aus Diamanten schwimmt eine Entenmutter dem Schilfdickicht am anderen Ufer entgegen, gefolgt von ihren Kücken. Ein Bild der Idylle, der Ruhe, des Friedens und der Harmonie.

Der leise Wind, der hier, nahe der Ostsee fast immer weht, streicht durch die Wälder und säuselt durch das Schilf am Ufer des Teiches. Vögel singen in den ausladenden Ästen der uralten Bäume, die mit mächtigen Stämmen im Park stehen. Alles taucht in ein eigenartiges Licht ein, das dem Gelände ein besonderes Flair gibt und in einem selbst alte Bilder wieder auftauchen lässt, die man längst vergessen glaubte. Man kann es nicht wirklich in Worte fassen.

Ich weiß nicht, wie oft und wie lange ich auf der Insel gesessen habe. Manchmal habe ich bei meinen Ausflügen das Schreibzeug mitgenommen, um meine Gedanken festzuhalten. Diese Aufzeichnungen sind leider nicht mehr in meinem Besitz, da ich, wie bei jedem Wohnungswechsel, bei meinem Umzug nach Japan nicht alle Sachen mitnehmen konnte, die ich mitnehmen wollte. Aber kommen wir zurück zur Insel.

Wenn Sie einmal nach Karlsburg kommen, dann sollten Sie den Park des Klinikums Karlsburg unbedingt einmal besuchen. Sie spazieren dann über die Wege durch ein schönes Gelände, kommen auch an den uralten Bäumen vorbei. Zu meiner Zeit gab es einen, der innen ausgehöhlt war und in dem sich locker zwei Personen verstecken konnten. Nach ein paar weiteren Metern kommen Sie dann an den Platz, an dem früher die Insel lag.

Am Weg gegenüber der Insel steht eine kleine, alte Bank unter den weit ausladenden Ästen eines Baumes. Wie oft auch immer ich hier gesessen habe, es waren sehr schöne Momente, es waren sehr ruhige Momente, es waren Augenblicke innerer Einkehr. Ich denke oft an diese Zeiten zurück, erinnere mich an den einen oder anderen Menschen, mit dem ich hier gesessen und gesprochen habe. Ja, es waren auch Personen weiblichen Geschlechts dabei, wie ich zugeben muss. Aber gleichzeitig sage ich Ihnen, dass es nie mehr als reine Freundschaft war, die mich mit den Frauen verbunden hat und teilweise noch heute verbindet.

Ich bin sehr oft auf die Insel gekommen, um mir Klarheit über einige Dinge zu verschaffen, ich saß auf der Insel, wenn ich schlechte Nachrichten bekommen hatte, die, wie jeder weiß, im Laufe der Jahre nicht ausbleiben können. So manche Träne hat den Boden getränkt. Nicht nur von mir, auch von anderen Menschen.

Ich habe den Titel „Die geheimnisvolle Insel" für diese Geschichte gewählt, nicht nur, weil sie sehr geheimnisvoll war, sondern auch, weil kein Mensch sagen kann, wie viele Geheimnisse dieser Insel mitgeteilt wurden, wie viele Geschichten ihr von Menschen erzählt wurden, wie viele der Dinge ihr anvertraut wurden, die man keinem anderen Menschen anvertrauen würde. Der Boden der Insel war durchzogen mit den Fäden der Worte und Gedanken, jeder Grashalm hätte Geschichten erzählen, jeder Stein von Gefühlen und Emotionen berichten können.

Die geheimnisvolle Insel eben.

Das erste Mal

Wer erinnert sich nicht an sein erstes Mal? Hey! Hallo! Moment mal! STOPP, stopp, stopp, stopp, stopp! An welches erstes Mal denken Sie denn jetzt schon wieder? Nein, also das geht nun aber wirklich zu weit, die Geschichten in diesem Büchlein sind auch für Jugendliche unter 18 Jahren geeignet.

Wir schrieben das Jahr 1979 und mein Lebensweg führte mich zum ersten Mal in meinem Leben in ein Krankenhaus, das ich noch nicht von früheren Aufenthalten her kannte, dazu in eines, das verdammt weit von zu Hause weg lag.

Ich war mit meiner Mutter die ganze Nacht mit dem Zug längs durch die DDR unterwegs, einmal vom Süden der Republik in deren Norden. Nein, es war nicht einfach, und es hat auch keinen Spaß gemacht - es war stinklangweilig im Zug. Ich habe schon damals nicht in einem Verkehrsmittel schlafen können, so dass ich mir die Nacht anderweitig um die Ohren schlagen musste. (Geht mir übrigens auch heute noch so.) Ich meine, ich hatte das Glück, spätestens nach dem Abendessen in ein weiches Bett fallen zu können, meine Mutter aber musste noch zurückfahren. Davor hatte sie noch jede Menge zu erledigen, Dinge, die eigentlich mich betrafen. Aber zu dieser Zeit war ich für solche Sachen einfach noch zu jung. Hinzu kam, dass ich zu diesem Zeitpunkt schon in meinem Zimmer war und versuchte, mich einzurichten.

Nun ja, das erste Mal in einem fremden Krankenhaus, das erste Mal an einem Ort, den meine Eltern nicht mal eben mit dem Bus in wenigen Minuten erreichen konnten.

Aber, konnte ich etwas dagegen machen?

Mein Diabetes hatte sich zu der Meinung durchgerungen, er müsse allen zeigen und beweisen, dass er sein eigenes Ego hatte und bereitete mir schon seit längerer Zeit größere Probleme. Mit der bislang von mir praktizierten Art der Behandlung schien er äußerst unzufrieden zu sein, wie er dem Arzt und mir jeden Tag neu und direkt aufs Butterbrot schmierte. Ambulant kamen wir nicht mehr weiter, die Fronten waren verhärtet und die Diskussionen an einem toten Punkt angelangt. Vielleicht reichten die vier Spritzen am Tag doch nicht mehr aus? Mein Zuckerarzt hatte daher meiner Mutter und mir empfohlen, mich einmal in einer anderen als der altbekannten Klinik auf eine andere Behandlungsmethode neu einstellen zu lassen.

Ich bitte Sie, das war 1979, da galten noch andere Regeln als heute. Und das Krankenhaus, in dem ich mich nun auf die erste Nacht vorbereitete, war gerade groß im Kommen und bei den Diabetologen absolut angesagt.

Während meine Mutter mit der Ärztin und den Schwestern sprach, war ich von der Betreuerin, die auch während der nächsten Wochen ein Auge auf mich haben würde, in Empfang genommen und auf mein Zimmer gebracht worden, wo sie mir dann die Einrichtung und einige der Regeln erklärte.

Das Zimmer war einfach eingerichtet, es gab drei Betten, drei Kleiderschränke, dazu einen Tisch mit vier Stühlen, über jedem Bett war ein kleines Regal an der Wand befestigt, auf dem man am Abend seine Sachen ablegen konnte. Okay, alles im damals gängigen Stahlrohrschick Marke DDR, aber immerhin, es ließ sich aushalten. An die Namen meiner Zimmerkollegen kann ich mich heute wirklich nicht mehr erinnern, es ist zu viel Zeit seitdem vergangen.

Ich räumte also meine Sachen in den Schrank und wartete auf das, was als nächstes kommen würde. Aus dem anderen Krankenhaus, in dem ich sonst immer war, hatte ich die Erfahrung mitgebracht, dass ich am Einweisungstag nicht aus dem Bett durfte, warum auch immer. Ich war daher mehr als überrascht, als ich sofort wieder aufgescheucht wurde, kurz nachdem ich es mir im Bett etwas gemütlich gemacht hatte. Okay, dieses Missverständnis konnte sehr schnell aufgeklärt werden und ich war sogar heilfroh darüber. Im Bett war es in dem Alter noch langweilig, zumal dann, wenn man im Grunde genommen gesund ist.

Nur wenige Minuten später ging ich also ins Gruppenzimmer, in dem sich schon einige der anderen Kinder aufhielten, die damals mit mir auf der Station waren. Ich war nicht zum ersten Mal in einem Krankenhaus für Kinder, aber zum ersten Mal in einem, in dem nur Diabetiker behandelt wurden. Alle Kinder hier in der Klinik hatten die gleiche Krankheit wie ich. Und alle waren zum Ausgehen angezogen, weil die Gruppe vor dem Abendessen noch einen Spaziergang machen wollte.

Ich fand es toll, sofort und beinahe übergangslos in diese kleine Gemeinschaft aufgenommen zu werden. Ich bin auch heute noch sehr zurückhaltend, damals allerdings war ich mehr als nur schüchtern. Dieser Weg machte es mir ein wenig einfacher, wie ich schnell erkennen sollte.

Für mich war alles neu. Die Umgebung, der weiche Dialekt mit dem lang gezogenen „e", den man im Norden Deutschlands als normale Umgangssprache benutzt, die Art, mit der die Kinder miteinander umgingen, sogar die Reinheit der Luft.

Ich hatte mit dem Aufnehmen der Eindrücke und dem Beantworten der ersten Fragen dermaßen viel zu tun, dass ich gar nicht mehr sagen kann, wohin uns der Weg führte. Aber wie auch immer, als es dann begann, dunkel zu werden, kamen wir wieder in dem Haus an, in dem sich unsere Station befand. Meine Mutter wartete schon auf mich, sie wollte sich von mir verabschieden, um sich dann auf den langen Weg zum Bahnhof und nach Hause zu machen.

Sich als Kind von der Mutter zu verabschieden, ist

immer eine komische Angelegenheit. Es ist aber ein anderes, beinahe bedrohlich anmutendes Gefühl, sich von der Mutter zu verabschieden, wenn einem dabei klar ist, dass man sie erst in ein paar Wochen wieder sehen wird. Wie schon erwähnt, zwischen der Klinik und dem Haus, in dem ich damals wohnte, liegen über vierhundert Kilometer und das ist nun einmal nicht gerade um die Ecke.

Als meine Mutter gegangen war, nahm mich die Betreuerin in die Arme, sie schien Erfahrungen mit solchen oder ähnlichen Situationen zu haben. Wie ich mit der Anzahl meiner Aufenthalte in dem Krankenhaus lernte, kann man von solchen Erfahrungen niemals genug haben. Dank ihrer Hilfe und ihrer Erfahrungen ist mir der Abschied relativ leicht gefallen.

Es dauerte dann auch nicht mehr allzu lange und wir gingen zum Abendessen. Mir fehlten auch diese Erfahrungen komplett. In einem Speisesaal zu Abend essen. In dem alten Krankenhaus, in dem ich bis zu diesem Zeitpunkt immer war, wurde mir das Essen entweder ins Zimmer gebracht oder ich durfte im Zimmer der Schwestern essen. Hier war das nun vollkommen anders.

Der Speisesaal für uns Kinder befand sich damals noch im Anbau des Schlosses, und hier genauer im Keller. Wir Kinder durften immer als Erste zum Essen kommen, da unser Bereich am Ende des Kellers lag. Wir saßen zu viert am Tisch und wir hatten unseren Spaß. Auch hier war an diesem Abend für mich alles neu. Ich musste mir erst einmal alles zeigen und erklären lassen, was aber kein Thema war. Als dann nach einer Weile andere Kinder, die das System noch nicht kannten, an unseren Tisch kamen, konnte ich das dann auch aus tiefster Überzeugung machen. Es war interessant, es war neu, es war lustig.

Mitten während des Essens fragte mich ein Junge an meinem Tisch, ob ich denn schon einmal „geschockt" hätte oder ob mir schon einmal „schockig war". Tja, warum auch nicht, an dem Tag war so viel neu für mich, warum nicht einige neue Worte lernen? „Schocken", „schockig sein", mit diesen Worten habe ich zu dem Zeitpunkt absolut nichts anfangen können, nichts, außer sie erst einmal mit zu den anderen Dingen in die Tüte zu packen, in der bei mir die unbekannten Sachen aufbewahrt wurden. Ich würde sicher früher oder später eine Erklärung dafür bekommen, für jenen einen Tag jedoch war es des Neuen schon ein wenig zu viel.

Ich war müde, der Tag aber noch nicht zu Ende.

Kurz nach dem Abendessen gingen wird dann duschen, fein getrennt nach Jungen und Mädchen. Schon im Schlafzeug saßen wir danach noch ein wenig im Gruppenzimmer und sahen in die Röhre, sahen also noch fern. Damals durften wir noch bis neunzehn Uhr fernsehen. Das Fernsehen war je nach Alter der Patienten gestaffelt, je älter man war, umso länger durfte man fernsehen, aber spätestens um einundzwanzig Uhr war auch für die Ältesten der Kinder Dunkelstunde angesagt.

Wir saßen, lagen oder hockten also im Gruppenzimmer und schauten in die Glotze. Ich hatte es mir auf einem Tisch gemütlich gemacht, lag auf dem Bauch, hatte den Kopf auf die Arme gestützt, als ich die Frage eines anderen Jungen vernahm:

„Und, wie ist der Neue so? Ist er sympathisch?"

Ein anderer zeigte mit dem Daumen nach hinten und damit auf mich und meinte:

„Frag ihn doch selber, er liegt direkt hinter dir."

Danach gab es nur noch peinliches Schweigen. Es hatte ihn wohl doch überrascht, direkt vor dem „Neuen" zu sitzen, der gar nicht aufgefallen war. Schwamm drüber.

Im Laufe der folgenden Wochen habe ich die anderen kennen gelernt und sie mich. Wir hatten Unmengen an Spaß zusammen, oftmals nichts als Unfug im Kopf. Von denen aber, mit denen ich bei meinem ersten Aufenthalt in einer Klinik weitab der Heimat zusammen in einer Gruppe war, habe ich bei all meinen späteren Aufenthalten in der

Klinik nie wieder jemanden in der Klinik oder in einer anderen Klinik getroffen. Ob ich nun auch „leider" sagen möchte? Ich weiß es nicht, denn es war nicht alles angenehm.

Ach ja, sicher habe ich auch im Laufe der Wochen erfahren, was es mit den Begriffen „Schocken" und „schockig sein" auf sich hatte. Den altgedienten Diabetikern unter Ihnen werden diese Begriffe sicher noch etwas sagen. Heute weiß ich natürlich, dass man mit diesen Begriffen einen Zustand gemeint hat, bei dem zuwenig Zucker im Blut ist und man sich unwohl fühlt, schwitzt, zittert und oder ein großes Hungergefühl hat. Wenn wir damals eines dieser Symptome an uns spürten, sind wir zur Schwester oder zur Betreuerin gegangen, haben einen Schockzettel ausgefüllt, dann wurde, soweit möglich, schnell eine Blutprobe entnommen und wir bekamen zwei Scheiben Zwieback in die Hand, die wir sofort essen mussten, damit der Zucker wieder ansteigen konnte. Heutzutage macht man bei einem unklaren oder eigenartigen Gefühl einfach eine Selbstkontrolle und alles kommt recht schnell wieder ins Lot.

Es war damals eben alles anders und zum allergrößten Teil lag es sicher an dem Umstand, dass es die Technik, die wir heute als selbstverständlich betrachten und auch nutzen, einfach noch nicht gab, selbst in den kühnsten Träumen der Wissenschaftler war davon nichts zu entdecken.

Auch bei mir kam der Moment, in dem ich zu einer unserer Betreuerinnen sagte:

„Ich glaube, ich schocke." Ich bekam meinen Zwieback, den ich sofort essen musste. Da wir unterwegs waren, war an die Entnahme einer Blutprobe nicht zu denken. Wir flogen quasi im Blindflug und hofften auf die Fähigkeiten des Piloten.

Wenn ich mich heute so an die damaligen Zeiten erinnere, dann muss ich unweigerlich schmunzeln, oft sogar lachen. In heutigen Zeiten würde ich die Worte „schocken" oder „mit ist schockig" nicht mehr in dem Zusammenhang gebrauchen, aber in Karlsburg wurde es uns antrainiert, damit jeder von uns sofort und richtig darauf reagieren konnte. Unter den damaligen Umständen war es einfach eine zwingende Notwendigkeit.

Sie sehen also, es gibt im Leben für alles ein erstes Mal.

Man kann zu diesem Spruch stehen, wie man will, eines habe ich in meinem Leben erkannt: Er stimmt.

Hast du die Feder gehört?

Ich war mal wieder in Karlsburg in der schon bekannten Klinik. Es war im Oktober des Jahres 1989. Im gleichen Jahr hatte ich damit begonnen, eine neue Therapiemethode zu testen, die dafür sorgen sollte, dass ich den morgendlichen Blutzuckeranstieg bei mir besser in den Griff bekam. Dies bedeutete nicht nur, dass ich verdammt kurze Nächte hatte, sondern auch, dass ich alle zwei Monate für drei Wochen in die Klinik musste. Und ganz nebenbei kam ich so an die neueste Entwicklung aus der Diabetesforschung der DDR, dem ersten Insulinpen Made in GDR, der damals nur an Patienten vergeben wurde, die an der Testreihe zu der neuen Behandlungsmethode teilnahmen. Ich war immer der Meinung, dass für meinen Diabetes nur das Neueste und Beste gerade gut genug war.

Nun ja, der Pen war nicht schlecht, er stellte, wenn man es im Rückblick sieht, eine Zwischenstufe zwischen Spritze und Insulinpumpe dar. Wieso? Nun, man hatte einen Pen, mit dem man händisch spritzte, aber er war mittels eines langen Katheters ständig mit dem Körper verbunden, so dass man nur den Knopf drücken musste und durch den Schlauch wurde dann das Insulin in den Körper transportiert.

Einen Nachteil hatte die Geschichte aber: Man musste jede Nacht um drei Uhr aufstehen, den Zucker messen und dann das Insulin spritzen. Wenn man aber erst um zweiundzwanzig Uhr ins Bett gehen durfte, da musste der letzte Wert gemacht werden, dann um drei Uhr aufstehen musste, um dann am Morgen um sechs Uhr so wie so aufzustehen, dann können Sie sich sicher sehr gut vorstellen, dass an einen erholsamen Schlaf nicht mehr zu denken war.

Denn mit dem Erhalt des Pens hatte ich mich vom Langzeitinsulin verabschieden müssen.

Ach ja, nun muss ich Ihnen wieder etwas erklären, nämlich das mit den Insulinen.

Es gibt, vereinfacht gesagt, zwei verschiedene Arten von Insulinen. Zum einen sind das die Kurzzeitinsuline und zum anderen die Langzeitinsuline, auch Depotinsuline genannt. Der Unterschied wird schon im Namen klar. Kurzzeitinsuline sind Insuline, die nur eine kurze Zeitdauer wirken. Die Dauer der Wirkung liegt zwischen zwei und sechs Stunden, die der Langzeitinsuline zwischen acht Stunden und einem ganzen Tag. Dass die Insuline zu jener Zeit zum größten Teil aus den Bauchspeicheldrüsen von Schweinen und Rindern hergestellt wurden, möchte ich nur am Rande erwähnt haben. Heute sieht die Lage ganz anders aus, die Auswahl ist viel größer, die meisten Insuline werden heute mittels gentechnisch veränderten Bakterien hergestellt und entsprechen in ihrer Struktur dem menschlichen Insulin, was sie zudem wesentlich verträglicher macht.

Vor dem Pen hatte ich also zweimal pro Tag ein Langzeitinsulin und dazwischen mehrmals ein Kurzzeitinsulin gespritzt. Diese Methode nennt sich noch immer Basis-Bolus und wird auch heute noch praktiziert, vor allem von solchen Diabetikern, die keine Insulinpumpe mögen oder mit dieser Art der Behandlung gute und sehr gute Ergebnisse erzielen.

Ich hatte im Jahr 1989 im Mai begonnen, die neue Methode zu probieren und war nun zum dritten Mal in der Klinik. Ich war vollkommen erledigt, um es salopp auszudrücken. Wenn man seit mehreren Wochen nicht eine einzige Nacht mehr durchgeschlafen hat, dann ist man k.o., kaputt, kafertig, nicht nur geistig, sondern auch körperlich, dann läuft man beinahe wie ein Zombie durch die Gegend, nur ohne Kettensäge in den Händen, weil man zum Tragen gar keine Kraft mehr hat. Gerade dann, wenn man nebenbei arbeiten und jeden Tag seinem Mann stehen muss. Es stellte sich heraus, dass diese Methode auf Dauer nicht machbar war und heute kenne ich niemanden, der sie noch angewendet. Die Belastung für die Patienten ist fast unzumutbar, man kann kaum noch arbeiten, man wird allerdings auch nicht in Rente geschickt, da es ja genügend andere Behandlungsmethoden gibt. Und wenn man, wie ich damals, in der IT-Branche tätig war, dann weiß man, wie wichtig Schlaf ist. Ich war erst einige Wochen vorher voll in die Programmierung eingestiegen und hatte zu dieser Zeit mehr als genug zu tun. Und so kam es sehr oft vor, dass ich den Wecker in der Nacht einfach nicht hörte oder auch nicht hören wollte. Und das trotz der Konsequenzen, sie sich daraus ergaben.

Ich war unter anderem in der Klinik, um diese Behandlung abzubrechen und mich wieder auf die vorher angewendete Art der Therapie einstellen zu lassen. Ich hatte das Aufwachen satt, ich wollte einfach wieder einmal eine Nacht komplett durchschlafen. Die tatsächlich vorhandenen ersten Erfolge dieser Methode der Behandlung waren im Laufe der Wochen wieder zunichte gemacht worden. Durch das häufige Weglassen der Nachtspritze kam ich immer wieder mit sehr hohen Werten aus der Nacht.

Ich war also erneut in der Klinik, wieder im Plattenbau, hatte mein Zimmer in der vierten Etage bezogen und mich häuslich eingerichtet, so gut es eben ging. Mein Aufenthalt näherte sich seinem Ende, nur noch ein paar Tage lagen vor mir, ich durfte sogar meinen Pen behalten und praktizierte nun eine Methode, die keinen Namen hatte und auch niemals einen bekommen soll. Soweit ich mich erinnern kann, habe ich mit dem Diabetes immer experimentiert und wollte nie nur das machen, was andere mir vorgegeben haben. Ich habe mir also morgens und abends das Langzeitinsulin mit einer Spritze injiziert und tagsüber das notwendige Insulin dann mit dem Pen dazu. Einen Erfolg konnte man zu diesem Zeitpunkt noch nicht erkennen, dazu war die vergangene Zeit einfach noch zu kurz.

Im Land waren große Veränderungen im Gange. In Leipzig gab es die berühmten Montagsdemonstrationen, historisch gesehen hatte ich an der letzten Geburtstagsfeier der DDR teilgenommen, ein Jahr später gab es dieses Land nicht mehr. Ich war im selben Monat, im Oktober 1989, noch zur großen Parade in Berlin gewesen. Damals war ich noch Mitglied im Bezirksmusikkorps des Bezirkes Leipzig, habe dort Querflöte gespielt und wir waren zu jener Geburtstagsparade gefahren. In den Medien gab es darüber kaum Berichte, da aus eben dem Bezirk Leipzig die Demonstrationen unter dem Motto „Wir sind das Volk" hervorgingen und immer mächtiger und immer machtvoller wurden. Wohin das am Ende geführt hat, das hat uns die Geschichte gezeigt.

Nur wenige Tage später saß ich also wieder in der kleinen Dorfgaststätte. Die Ereignisse aus dem Süden der Republik hatten sich auch bis hier hoch herum gesprochen, die Leute standen am Tresen und diskutierten, wie es denn nun weiter gehen würde, was die damalige Staatsmacht unternehmen wird. Einige befürchteten, dass man die Demonstrationen im Süden mit Gewalt beenden würde, wie schon einmal, damals 1963 in Berlin.

An eine direkte Teilnahme an den Demonstrationen allerdings dachte niemand, zumindest nicht in diesem beschaulichen Dorf.

Vor mir auf dem Tisch stand das Gleiche wie immer: Ein Glas und zwei Flaschen Selterswasser, eine auf und eine zu. Ich fand an diesem Abend einen Platz in der Nähe der Tür, konnte den Fernseher also sehr gut einsehen.

In der Gaststätte war es wie immer nicht gerade leise. Die Menschen, entweder Angestellte in einem der landwirtschaftlichen Betriebe, die es um das Dorf gab, oder im Zentralinstitut, waren an lautes Sprechen und eine derbdeftige Wortwahl gewohnt. Durch den norddeutschen Dialekt, den man hier sprach, der sich aber von dem in der

BRD in einigem unterschied, bekamen die Worte jedoch einen etwas weicheren Klang, ohne dass die Bedeutung auch nur einen Deut verändert wurde.

Der Wirt hatte gerade ein neues Fass Bier angesteckt, aus der Küche wurden die bestellten Speisen zu den Gästen an die Tische gebracht und eigentlich war alles wie sonst auch.

Es war kurz nach neunzehn Uhr dreißig. Im Fernsehen hatte die „Aktuelle Kamera", die offizielle Nachrichtensendung in der DDR, gerade begonnen und mit einer Sensation aufgemacht. In der linken Seite des Bildschirmes konnte man ein Foto von Erich Honecker erkennen, unter dem Foto nur das eine Wort „Rücktritt". Schlagartig wurde es ruhig im Lokal, der Wirt drehte den Ton des Fernsehers laut, damit man auch hören konnte, was gesagt wurde. Die Sprecherin der Nachrichten verkündete in gestellt klingenden Worten, dass Erich Honecker zurückgetreten sei und die Staatsführung durch Egon Krenz übernommen wurde.

Sie können sich nicht einmal ansatzweise vorstellen, was nun passierte.

Während der Nachrichten war es so still in der Gaststätte, dass man am Geräusch des Aufschlages gehört hätte, wo eine Feder auf dem Boden gelandet war. Mit so einer Entwicklung hatte kein Mensch auch nur im Entferntesten gerechnet, es kam für jeden im Lande vollkommen überraschend. Nachdem sich die erste Welle der Überraschung gelegt hatte, erzitterte die Gaststätte im Jubelschrei der Anwesenden. Man fiel sich um den Hals, man gratulierte sich gegenseitig und klopfte sich dabei auf die Schultern, lachte. Und es war ein anderes Lachen, befreiter, offener, gelöster.

Der Wirt der Gaststätte trat vor den Tresen und tat kund und zu wissen, dass es zur Feier des Ereignisses ein Fass Freibier geben würde, was natürlich von allen lauthals und mit Freuden begrüßt wurde.

Ja, so war das damals, und ich war dabei.

Etwa ein Jahr später, als die ersten und letzten freien Wahlen der DDR im Gange waren, hörte ich, wie alle sagten, man habe die CDU gewählt, weil alle schnell ein vereinigtes Deutschland haben wollten. Ich war am Wahltag auch wieder in dem Lokal, meine Wege hatten mich zum wiederholten Male in die Klinik geführt. Ich nahm in diesem Ort an der Wahl teil. Alle erhofften sich eine schnelle Besserung der noch immer bestehenden Verhältnisse, glaubten an die Worte Helmut Kohls, sahen vor den geistigen Augen schon die blühenden Landschaften. Nur vergaßen die meisten der Menschen leider, dass man den Begriff der „blühenden Landschaften" auch in einem anderen Kontext sehen konnte als er von allen gedacht und verstanden wurde – und auch verstanden werden sollte. Wenn man keine Betriebe mehr hat, in denen etwas produziert wird, wenn die Menschen keine Arbeit mehr haben, wenn Grund und Boden nicht genutzt werden, dann kann man natürlich auch sehen, wie die Landschaften blühen, dann jedoch aus einem vollkommen anderen Grund. Noch glaubten alle an die Worte eines Herrn Kohl, der auch heute noch ein gegebenes Versprechen über geltendes deutsches Recht stellt. Das Wahlergebnis wurde im Lokal verkündet und es kam genau so, wie es von der Bonner Riege erwartet wurde.

Die Menschen hier machten Zukunftspläne, freuten sich auf die Veränderungen, die jetzt beginnen würden, hofften auf die versprochenen Verbesserungen.

Nur ein halbes Jahr später war ich wieder in der Klinik, um meine erste Insulinpumpe zu bekommen und ich saß wieder in der Gaststätte, sah die gleichen Menschen wie damals am Tresen stehen, die aber wesentlich weniger tranken als noch vor ein paar Monaten und viel leiser geworden waren.

Warum? Sie hatten ihre Arbeit verloren, die Erzeugnisse der ostdeutschen Landwirtschaft wollte keiner mehr haben, nur am Boden war man interessiert. Und zwischen die

Geschichten über die Sorgen des täglichen Lebens mischten sich mehr und mehr Äußerungen über die bitteren Enttäuschungen, die sie nun erleben mussten. Oft sagte man:

„Wenn wir all das doch nur vorher gewusst hätten. Dann hätten wir aber garantiert eine andere Partei gewählt."

Tja, das sind Erlebnisse, die sich einem ins Gedächtnis brennen, die man nie wieder vergessen wird, egal, wie lange man auch leben mag.

Ich möchte diese Zeiten dennoch nicht missen.

Das zweite erste Mal

Nun, das Leben ist voller Unwägbarkeiten. Und wer glaubt, einen einmal eingeschlagenen Weg auch bis an dessen Ende gehen zu können, der wird meist eines Besseren belehrt. Nicht ohne Grund sagen gläubige Menschen:

„Die Wege des Herrn sind unergründlich."

Mein Weg führte mich diesmal nach Putbus, einer kleinen Stadt auf der Insel Rügen. Um dahin zu gelangen, mussten meine Mutter und ich wieder einen Nachtzug benutzen. Sagte ich schon, dass ich in Verkehrsmitteln nicht schlafen kann? Sicher, aber ich sagte Ihnen noch nicht, dass meine Mutter das Zugfahren nicht wirklich gut vertragen konnte. Sie saß auf ihrem Platz und kämpfte gegen die Übelkeit an, während ich den Zug erkundete. So eine Zugfahrt ist langweilig, vor allem, weil es durch die Nacht ging und man recht wenig sehen konnte. Fasziniert war ich immer von den Lichtern der Städte, durch die wir fuhren. Einfach dieses Flair sehen, es aufnehmen und im Herzen behalten. Die Lichter der Nacht haben es mir bis heute angetan. Der Grundstein zu dieser Liebe wurde in einer jener Nächte gelegt.

Am Schönsten aber war die Fahrt über den Rügendamm, der Verbindung zwischen dem Festland und der Insel Rügen. Da fährt man über das Wasser, über die Ostsee, eigentlich aber nur über den Strelasund, einem Wasserarm der Ostsee, der der Stadt Stralsund den Namen gab.

In Bergen auf Rügen mussten wir dann in einen Personenzug umsteigen, der uns nach Putbus brachte. Die Landschaft lag im Licht des Morgens vor uns und ich war begeistert. Das Leben hier schien ganz anders zu verlaufen als bei mir zu Hause, so nahm ich jedenfalls damals noch an.

Als wir dann am Bahnhof Putbus ankamen, begann das Chaos seinen Lauf. Eine fremde Stadt, eine fremd klingende Sprache, Taxis gab es damals zwar schon, aber man musste immer so ewig lange auf eines warten. Also fragte meine Mutter nach dem Weg und wir machten uns zu Fuß auf. Von der Stadt selbst habe ich bei diesem ersten Fußmarsch nichts mitbekommen. Ich war müde und noch wussten wir nicht, wo genau das Ferienlager für Diabetiker lag. Wir hatten nur einen Straßennamen und nun galt es, auch den Weg zu der angegebenen Adresse zu finden.

Nach einem längeren Fußmarsch, der uns sogar mehrmals in eine falsche Richtung führte, kamen wir endlich an dem Ort an, an dem ich die nächsten drei Wochen meiner Sommerferien verbringen sollte.

Ein altes Schloss, das einst Eigentum vom Fürst Malte zu Putbus war, ein wenig zurückgesetzt und durch eine Hecke von der Straße getrennt, empfing uns. Quatsch, ein Schloss kann niemanden empfangen, wir wurden dort von einer netten jungen Frau empfangen, die vor der großen Treppe auf einer Bank in der Sonne saß und in einer Liste blätterte. Sie hatte kurzes, hellblondes Haar und trug eine Sonnenbrille. Es war noch relativ früh am Tag, aber die Sonne war schon über die Bäume geklettert und schien direkt auf die Bank.

Ich vermute mal, dass ich einer der ersten Teilnehmer des Ferienlagers für dieses Jahr war, die an diesem Tag ankamen. Es herrschte noch eine angenehme Ruhe auf dem Gelände.

Die Frau begrüßte uns, stellte sich uns vor, fragte nach dem Namen, schaute in der Liste nach, gab dann einem jungen Mann Bescheid, der ihren Platz auf der Bank einnahm und auf den nächsten Ankömmling wartete und brachte mich in mein Zimmer.

Ich war fasziniert von dem Gebäude. Der weiße Putz an der Außenseite, die breite Treppe mit dem alten Geländer, die wuchtige Tür und die großen Fenster an den Seitenteilen des Gebäudes. Und dann erst der Innenbereich. Gleich hinter der Eingangstür ein kleiner Springbrunnen, der in die Rundung der nach oben führenden Treppe eingearbeitet war. Rechts daneben hinter einer schmalen Tür mit einem kleinen Glasfenster eine steinerne Treppe, die in den Keller zu führen schien. Das Holz des Geländers der aufwärts führenden Treppe war weiß gestrichen, der Handlauf rot. In der Wand große runde Fenster, durch die das Licht des Tages in das Gebäude fiel.

Links und rechts neben dem Eingang schienen die Zimmer zu liegen, gegenüber standen überall kleine Sitzgruppen und Regale voller Bücher. Auch an den Enden des Flures Türen, die in weitere Räume führten, deren Bedeutung ich zu diesem Zeitpunkt noch nicht einmal erahnen konnte.

Wir stiegen die Treppe hinauf und auch hier war alles so eingerichtet wie im unteren Geschoss, auf der einen Seite die Zimmer, auf der anderen Seite viele Möglichkeiten zum Entspannen, Sitzen, Lesen.

Der Weg führte uns nach links, dann einen kleinen Absatz hinauf und durch eine Tür in ein Zimmer mit abgeschrägten Decken, es schien direkt unter dem Dach zu liegen. Winzig kleine Fenster ließen nur wenig Licht in den Raum dringen, so dass er ein wenig mystisch düster wirkte. Im Zimmer gab es drei Doppelstockbetten, einen langen Tisch und dazu sechs Stühle, drei Kleiderschränke, die wir uns teilen mussten. Für sechs Jungs war es ein wenig eng, gebe ich zu, aber wir hatten in der Folgezeit unseren Spaß in dem Zimmer.

Ich bekam ein Bett links zugewiesen, gleich unten, ich musste nicht nach oben klettern, wenn ich schlafen wollte. Meine Mutter half mir, die Sachen in den Schrank zu räumen, gab mir letzte Anweisungen und hatte dann noch einen Termin bei der Ärztin, um alles zu besprechen. Im Laufe des späten Vormittages verabschiedete sie sich von mir und machte sich auf ihren langen Heimweg.

So, nun stand ich da, allein, in einer fremden Umgebung, an einem Ort, den ich nicht kannte.

Was macht nun ein Junge in meinem Alter? Er erkundet die Umgebung. Und genau das machte ich auch. Von Müdigkeit war nichts mehr zu spüren, die kam später zurück, dann aber mit aller Macht.

Die Wege waren mir alle noch fremd. Ich stieg also wieder die Treppe hinunter und versuchte dabei, meine Unwissenheit zu kaschieren. Einfach so tun, als ob man hier zu Hause sei, dann klappt es auch mit dem Nachbarn.

Ich stand wieder auf dem Absatz der Außentreppe, lehnte mich auf das alte schmiedeeiserne Geländer und sah mir die unmittelbare Umgebung des Hauses an.

Vor der Treppe waren mit weißer Farbe in dicken Strichen die Ränder eines großen Spielfeldes auf den Asphalt gemalt worden, zwischen dem Feld und der Straße lag ein kleines, kreisrundes Stück Rasen mit hohen Bäumen. Der fast perfekte Schutz vor Sicht und Lärm. Ich stieg die Treppe hinab, lief zu dem Rasen und sah mir das Gebäude an.

Es war ein altes Schloss, symmetrisch gebaut, es gefiel mir. Mittig die Treppe, links und rechts führten Fensterfronten zu den Seitenteilen, die etwas vorstanden und von großen Fenstern geprägt waren. Das Haus hatte zwei Etagen, auch im Dach waren noch die Gauben weiterer Fenster zu erkennen, es gab also sogar unter dem Dach noch Zimmer. Links und rechts führten breite Wege um das Haus.

Als ich um das Haus herum ging, entdeckte ich links ein weiteres, flaches Gebäude, dessen Funktion ich auf die Schnelle allerdings noch nicht erkennen konnte. Diese wurde mir erst später erklärt und bewusst.

Direkt hinter dem Schloss eine große Wiese mit einem mehr oder weniger benutzbaren kleinen Bolzplatz. Auf der Wiese lagen einige Decken und Handtücher. Es schien, als ob jemand hier einige Sachen trocknen wollte.

Ich ging wieder zurück in das Gebäude. Inzwischen waren noch andere Kinder und Jugendliche angereist, im ganzen Haus begann sich Leben auszubreiten. Auch in meinem Zimmer waren inzwischen weitere Betten durch andere Teilnehmer des Ferienlagers belegt worden, wir fragten uns gegenseitig nach Namen und Wohnort und erhielten die Antworten, aber noch nach der Art von Kindern.

Die Teilnehmer am Ferienlager waren in drei Gruppen, die sich nach dem Alter staffelten, aufgeteilt, gemischt nach Jungen und Mädchen, und jede Gruppe hatte mindestens vier Helfer, die sich immer abwechselten. Immer zwei hatten von morgens bis spätnachmittags die Aufsicht, die anderen dann von spätnachmittags bis zur Schlafenszeit.

Im großen Speisesaal saßen die Gruppen mehr oder weniger dicht beisammen, es gab einen langen Tisch und viele, für jeweils vier Personen gedachte kleinere Tische. Beim Essen war immer viel los, es wurde gelacht und gescherzt. Wenn ein Kind Geburtstag hatte, wurde dessen Platz auf eine besondere Weise eingedeckt, alle standen an ihren Plätzen und sangen dem Geburtstagskind ein Ständchen. Das Essen im Ferienlager war einsame Spitze, und manchmal änderte die Lagerärztin in Absprache mit unseren Helfern auch etwas an der Menge, die wir essen durften. So wurde ich zum Beispiel einmal vollkommen überrascht, als anstatt nur einem Teller Eintopf plötzlich zwei Teller voll an meinem Platz standen. Ich muss nun dazu sagen, dass ich schon damals dazu neigte, am Nachmittag einen zu tiefen Blutzucker zu haben und dann immer einen Extrasnack essen musste. Meistens gab es zwei Scheiben Zwieback. Nach den Mahlzeiten mussten wir immer in der Küche mithelfen, das Geschirr abtrocknen. Pro Tag waren immer drei Tische zu diesem Dienst verdonnert worden, ein Tisch aus jeder Gruppe und pro Mahlzeit eine andere Gruppe.

Die Zeit im Diabetikerferienlager war schön, sie war

aufregend, sie war lehrreich und sie war abwechslungsreich.

Nur etwa zwei Kilometer vom Haus entfernt gab es ein Stück weißen Strand, das ausschließlich von uns, den Teilnehmern des Diabetikerferienlagers, benutzt werden durfte, hier gab es unsere Lagerfeuer und die Neptuntaufen.

Im nahe dem Ferienlager gelegenen Park und Wald haben wir Schnitzeljagden gemacht, die uns kreuz und quer nicht nur durch Wald und Flur, sondern auch durch die Stadt führten. Und unsere Helfer, zumindest die dienstfreien Helfer, waren echt clever darin, die Hinweise zu verstecken. Einen davon fand ich im Fenster einer öffentlichen Toilette. Normalerweise wäre niemand auf die Idee gekommen, dort zu suchen, aber mir drückte einfach zufällig die Blase.

Es war immer ein tolles Erlebnis im Ferienlager.

Auf dem Spielfeld vor dem Haus haben wir Völkerball oder Federball gespielt, auf der Wiese hinter dem Gebäude haben wir uns den einen oder anderen Sonnenbrand geholt und die Mädchen haben aus Gänseblümchen Blumenkränze geflochten und sich ins Haar gebunden.

In der Turnhalle gab es Kinderdiscos, auf dem Sportplatz der Stadt das Sportfest, wir hatten den Abschlussball, bei dem jede Gruppe irgendetwas Lustiges aufführen musste.

Und die Zimmerkontrolle jeden Tag, bei der auf Ordnung in den Zimmern geachtet wurde. Dafür gab es dann Punkte, und jedes Zimmer wollte die höchste Punktzahl erreichen, also eine Fünf bekommen. Am Ende der Ferienlagerzeit wurden dann auch die drei ordentlichsten Zimmer, also das ordentlichste jeder Gruppe, mit kleinen Präsenten ausgezeichnet.

Um es an dieser Stelle vorweg zu nehmen: Ich war insgesamt dreimal in dem Ferienlager und habe dabei nicht einmal erlebt, dass ein Zimmer der Jungen unter den drei ordentlichsten Zimmern war. Männer eben!

Natürlich, es durften auch die „gesellschaftlich absolut

notwendigen Aktivitäten" nicht fehlen. Also fand zu Beginn und zum Ende des Ferienlagers ein Appell statt, so richtig in Pionierkleidung oder FDJ-Hemd und mit Nationalflagge, bei dem dann auch politisch angehauchte Ansprachen gehalten wurden. Nichts anderes als ein notwendiges Übel.

Es gab während des Ferienlagers auch die eine oder andere Schulung, kurz und prägnant, wir sollten uns erholen, etwas Abstand vom Diabetes gewinnen.

Wir hatten verschiedene Arbeitsgemeinschaften, die einem das eine oder andere an neuem Wissen vermittelt haben. Ich habe dort unter Anleitung eines Judokas das richtige Fallen gelernt und bis heute nicht vergessen. Seitdem habe ich mir bei einem meiner Stürze nichts mehr gebrochen. Allerdings muss man dazu sagen, dass diese Arbeitsgemeinschaften im Lager mit denen an einer Schule recht wenig gemeinsam hatten, es fehlte ja auch an der notwendigen Zeit, uns hat es jedoch Spaß gemacht.

Das Leben im Ferienlager war recht angenehm.

Wenn wir zum Beispiel am Strand in Wreechen waren, dann kam zur Zeit der Blutzuckerentnahme eine Laborantin mit ihrem Trabi an die See getuckert, entnahm uns die Blutproben und düste wieder ab. Die anderen Strandbesucher sahen das immer voller Erstaunen, uns war das aber vollkommen schnuppe. Wir Kinder wollten doch nur ins Wasser und dort unseren Spaß haben. Im Ferienlager gab es einen eigenen Rettungsschwimmer, der uns immer an den Strand begleitete. Ein Hüne von einem Mann, knappe zwei Meter groß, aber eine Seele von Mensch. Es gab im Wasser nur eine Regel: Wir durften machen, was wir wollten, nur nicht hinter ihm sein. Wo er stand, war Schluss für uns, weiter durften wir nichts ins Wasser. Und dabei spielte es keine Rolle, ob man schwimmen konnte oder nicht. Wir waren immer etwa dreißig Minuten im Wasser, und dann haben wir uns am Strand ausgeruht oder die üblichen Strandspielchen gespielt.

Ich habe damals gelesen, war schon immer eine geborene Leseratte mit realen Metamorphosechancen zum Bücherwurm. Ein Tag ohne Buch ist ein verlorener Tag.

Über einen Feldweg führte uns der Rückweg zum Ferienlager an einem Bereich am Waldrand vorbei, in dem es Unmengen von wilden Himbeeren gab. Die Helfer ließen uns immer ein wenig davon naschen, es musste ja auch aufgepasst werden, dass es nicht zuviel wurde, weil Himbeeren Zucker enthalten und der dann schnell im Blut landete. Aber nach einem Nachmittag am Strand war der Blutzucker so wie so meistens sehr tief und da konnte das bisschen nicht schaden.

Beim Lagerfeuer wurde oft das Brot der Nachtmahlzeit geröstet und es war ein Genuss. Wir hatten vom Förster die Genehmigung, altes Holz aus dem Wald zu holen, was auch ihm zu Gute kam, da auf diese Weise wenigstens ein Teil des Uferwaldes vom Todholz befreit und gleichzeitig ein wenig aufgeräumt wurde. Wir hatten immer ein riesiges Lagerfeuer und der vom Ferienlager eingestellte Rettungsschwimmer eine Gitarre und eine tolle Stimme. Ja, zu so einem Ereignis sage ich heute noch Lagerfeuerromantik, die aber vom Allerfeinsten.

Schön war es aber auch am Schwanenteich im Putbuser Park. Die alte Pergola, die große Treppe, ein wirklich angenehmer Platz.

Im Park von Putbus, nicht weit vom Eingang, gab es einen Baum, den neun Kinder Hand an Hand mit weit ausgestreckten Armen nicht umfassen konnten, ein Ungetüm von einem alten Kämpen. Fürst Malte von Putbus, wir wohnten in einem seiner Häuser, hatte in dem Park Bäume aus verschiedenen Gegenden der Welt pflanzen lassen. Zum Beispiel stehen noch heute an der „Jägerhütte", einem Restaurant, zwei nordamerikanische Mammutbäume, die schon damals wahnsinnig hoch waren. In dem direkt anschließenden Rehgehege können Sie Rehe sehen und füttern, was wir immer mit altem, harten Brotstücken taten, die wir von den Küchenfrauen zu ausschließlich diesem einen Zweck bekommen haben.

Es gäbe noch vieles zu erzählen, aber ich möchte hier keinen Roman schreiben, der existiert nämlich schon[4]. Dennoch, eine Geschichte in der Geschichte möchte ich Ihnen nicht vorenthalten.

Eines Tages hörte ich aus der Turnhalle, die sich am Ende des flachen Nebengebäudes befand, wunderschöne Klaviermusik. Ich hatte solche Musik vorher noch nie gehört. Wer um alles in der Welt spielte da?

Ein Junge aus einer anderen Gruppe saß am Flügel und spielte vor sich hin. Ob es sich nun um Musik von einem Klassiker handelte oder einfach nur um seine eigenen Gedanken, ich kann es Ihnen beim besten Willen nicht sagen. Die Musik war einfach nur wunderschön.

Ich habe mich auf einen der Stapel aus Sportmatten gesetzt und dann nur noch gelauscht. Genial, grandios. Ich war hin und weg. Ich habe solche Art von Musik seitdem nicht noch einmal gehört, und ich sage es Ihnen klar und deutlich, ich höre sehr gern und sehr viel Musik. Sich von den Tönen einfangen und dann den Gefühlen und Gedanken freien Lauf lassen, nichts festhalten wollen, nur folgen, wohin auch immer der Weg einen führen mag.

Die Wochen im Ferienlager vergingen in jedem Jahr viel zu schnell. Es gäbe noch so vieles zu berichten von dem, was damals so alles passiert ist. Schöne Dinge, weniger angenehme Sachen, das eben, was man gemeinhin als Leben bezeichnet.

Die Stadt Putbus selbst habe ich Ihnen nicht beschrieben, Sie kennen den „Circus" genannten zentralen Platz der Stadt nicht, ich habe Ihnen keine unserer Fahrten mit dem „Rasenden Roland", einer Schmalspurbahn, die von einer Dampflokomotive gezogen wurde, zum Jagdschloss Granitz oder nach Binz, Sellin und anderen Orten auf Rügen beschrieben, vom Besuch des Kap Arkonas habe ich kein Wort verloren, über unsere Wanderung vom Königsstuhl nach Saßnitz habe ich mich ausgeschwiegen. Sie haben nichts darüber erfahren, dass wir mit einem Schiff nach Hiddensee gefahren sind.

Aber es sollen ja nur kurze Geschichten sein, die ich Ihnen hier erzählen möchte. Und – Sie haben nicht danach gefragt!

Frischfisch

Den Satz: „Damals war alles anders.", wer hat ihn noch nicht benutzt? Ich kenne niemanden. Viele sagen sogar, damals war alles besser. Dem kann, will und werde ich mich nicht anschließen. Die Zeiten waren anders, ja, sicher. Einiges war vielleicht auch besser, das kann und will ich gar nicht abstreiten, dass nun aber alles besser war, das kann ich so beim allerbesten Willen nicht gelten lassen.

Wir hatten alles, was wir brauchten, hatten immer zu essen, hatten eine Wohnung, meine Eltern und später auch ich hatten Arbeit. Und Reisen konnte man auch damals nur, wenn man das nötige Kleingeld besaß. Und dass man nicht nach Frankreich, nach Spanien oder Italien fahren konnte, haben Sie eine der dortigen Sprachen gesprochen? Ich konnte damals nur Russisch und Englisch und habe meine Reisen immer an die Ostsee gemacht.

Es muss Anfang der achtziger Jahre gewesen sein. Ich kann es nur noch anhand eigener Berechnungen nachvollziehen. Ich war damals noch keine sechzehn Jahre alt, ich musste immer in der Gruppe mitgehen. Wir durften erst nach dem sechzehnten Geburtstag allein die Station verlassen. Das Alter ist im Grunde aber vollkommen egal.

Ich war wieder einmal in Karlsburg, im Zentralinstitut für Diabetes „Gerhardt Katsch", wie es damals noch hieß.

An einem schönen, sonnigen Nachmittag machte unsere Gruppe, also die Kinder unter sechzehn Jahren unserer Station, einen Ausflug in die Hansestadt Greifswald.

Ich kannte die Stadt damals noch nicht, habe sie erst im Laufe der folgenden Jahre kennen und immer mehr lieben gelernt. Mich hat aber schon damals die für den Ostseeraum so typische Backsteingotik fasziniert, die riesigen Kirchen und Kathedralen mit ihren dunkelroten Fassaden. Oder die Häuser mit diesen ganz speziellen Stufengiebeln, die man in anderen Teilen Deutschlands nur selten finden kann. Ja, einst war die Hanse eine reiche Vereinigung.

Wir sind mit einem kleinen Bus, den man extra geordert hatte, von Karlsburg nach Greifswald gefahren. Sicher, es gab die ganz normalen Personennahverkehrsmittel, aber dort war eine Herde Kinder nicht unter der notwendigen Kontrolle zu halten, und Kontrolle war wichtig. Das ZID, wie man allgemein das „ZentralInstitut für Diabetes" abkürzte, hatte einen eigenen kleinen Fuhrpark, in dem es auch einen Bus Marke Robur gab. Warum also diesen nicht benutzen?

Nun, Kinder sind nie einfach und in einem Bus sind sie es gleich gar nicht. Sie sind laut, sie drängeln, sie nörgeln, aber – sie sind doch einfach nur Kinder, warum regen sich dann die Erwachsenen immer so auf? Waren sie denn nicht auch einmal ein Kind? Waren sie nicht auch laut? Haben sie nicht auch gedrängelt oder genörgelt?

Die Fahrt mit dem Bus war angenehm, es waren ja auch nur etwas mehr als zwanzig Kilometer. Unsere Gruppe wollte den Nachmittag am Wieck verbringen, dann den Hafen besichtigen und sich am Strand einige schöne Minuten machen. Ich bitte Sie, auch eine Stunde hat nur ein paar Minuten, wenn man es rein auf die Relativität bezieht. Jede Sekunde, jede Minute, in der wir keine Langeweile hatten, war uns Kindern damals wichtig, wertvoll und mehr als nur höchstwillkommen.

So, nun kommen Sie als Landei, wie ich es damals noch war und noch heute bin, an einen Hafen. Sie steigen aus dem Bus und dann sehen Sie eine Menge verschiedener Schiffe, große, kleine, neue, frisch gestrichene und alte, die im immer und ewig modernen Rostbraun vor sich hingammeln. Damals hatte ich erst einmal jede Menge damit zu tun, die Kiefer wieder hoch zu klappen und die Zähne zusammen zu bekommen, das können Sie mir gern glauben. Was ist ein Bild im Fernsehen gegen das, was Sie dort dreidimensional und in Farbe live vor sich sehen können?

Und dann atmen Sie diese Luft tief ein. Der Geruch nach Tang und Salzwasser, einer Spur Fisch, einer Prise Farbe und einen Hauch von altem Öl, eben jene ganz spezielle Mischung, die man nur an einem Ort finden kann, an dem es neben Tang und Salzwasser auch die anderen Zutaten gibt, die man für dieses Odeur benötigt. Dieses Aroma können Sie nicht mal eben schnell zu Hause nachbasteln, selbst Dior® und BULGARI® dürften beim Kreieren das eine oder andere Problem bekommen. Also erst einmal tief durchatmen und erkennen, was da in der Luft schwebt.

Meine Nase kannte bis dato eigentlich mehr oder weniger nur den typischen Geruch von Kohlenstaub und Ruß.

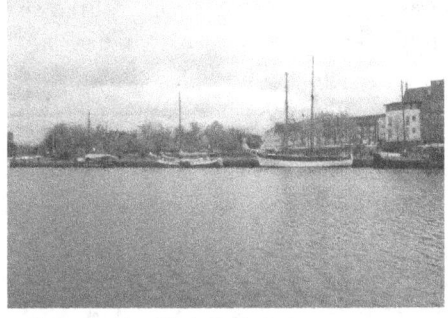

Ich wohnte damals unweit einer Fabrik, in der aus der in der Nähe der Fabrik in einem Tagebau geholten Braunkohle die noch einigen von Ihnen sicher bekannten Briketts produziert wurden. Den Geruch von Kohle werden Sie niemals wieder vergessen können, wenn Sie damit aufgewachsen sind. Wie scherzte Fips Asmusen in einem Witz:

Hafen Greifswald, © Guido Syska

„Bei jedem Niesen fallen mir zwei Briketts aus der Nase." Ja, so in etwa war es in meiner damaligen Heimat auch. Und dann hier diese saubere Luft, die so ganz anders roch, die das Atmen zur Lust machte. Einfach nur tief durchatmen!

Nun ist der Duft von gammelndem Tang, also der typische Fischgeruch, sicher nicht jedermanns Sache. Aber mir gefiel er, er war auf alle Fälle wesentlich angenehmer als der von Asche und Kohle.

Mit großen Kinderaugen standen wir da, sahen uns alles an. Unser Weg führte uns dann mit vielen Unterbrechungen an dem Wieck genannten Flusslauf entlang zum nahe gelegenen Strand. Nein, wir durften nicht zum Toben oder Schwimmen ins Wasser, weil wir keinen Rettungsschwimmer dabei hatten. Also, raus aus Schuhen und Socken, die Hosen hochkrempeln und wenigstens mit den Füßen ins Wasser. Ist das auch wirklich Salzwasser? Das haben wir gleich. Einfach den Finger ins Wasser stecken und einen Tropfen davon auf die Zunge fallen lassen. Ja, es war ohne jeden Zweifel salzig, aber auf eine ganz andere Art. Irgendwie schmeckte es runder, weicher. Sie kennen das doch alle! In ein Glas Wasser geben Sie Salz, rühren so lange, bis sich die Kristalle komplett aufgelöst haben und testen von dieser Mischung einen Tropfen. Ich habe zu Hause auch mehrmals versucht, selbst Salzwasser aus den gut bekannten Zutaten herzustellen, aber der Geschmack jenes künstlichen Salzwassers ist nicht der Gleiche wie der des Wassers in einem Meer, woran auch immer das liegen mag.

Nach einer Weile sind wir dann wieder zurück gewandert und haben uns dabei die alte holländische Ziehbrücke über den Wieck angesehen. Diese alte Brücke aus Holzbalken, die man einfach nach oben klappt, wenn ein Schiff in die Ostsee will oder wieder in den Hafen zurück, schon damals war sie ein Schmuckstück, und wenn ich mir heute die Bilder dieser Brücke auf einer Seite im Internet ansehen, dann muss ich einfach nur konstatieren, dass sie heute noch schöner ist als damals. Das ist eben wie bei einem guten Wein: je älter desto besser. Leider war mir in meinem kurzen Leben bislang noch nicht das Glück vergönnt, das Öffnen und Schließen der Brücke mit eigenen Augen sehen zu können. Aber, ich bin ja noch jung, warum also sollte mich mein Lebensweg nicht auch noch ein weiteres Mal nach Greifswald und über diese Brücke führen? Dann aber werde ich jede Menge Zeit mitbringen. Und meine Videokamera!

Irgendwann kamen wir wieder am Hafen an. Und wir hatten mächtiges Glück, denn mit uns kehrten auch die Fischkutter von ihrem Heringsfang zurück. Hering war der Fisch, den es damals in der DDR fast immer und fast ausschließlich zu kaufen gab. Meine Eltern und meine Großmutter kannten viele Gerichte, die man aus Hering zubereiten konnte. Ich habe mir viele davon im Gedächtnis bewahrt.

Wir Kinder standen staunend am Kai und sahen den Fischern zu, wie sie auf den kleinen Kuttern die letzten Fische Stück für Stück aus den Maschen der Netze holten und dabei in einer Sprache miteinander schwatzten, die wir definitiv nicht verstanden haben. Wenn ein Mensch aus dem Binnenland zum ersten Mal reines Plattdeutsch hört, dann versteht er nichts, absolut nichts. Es ist, als ob man dann eine andere Sprache hören würde. Oder verstehen Sie Japanisch? Stopp, Freunde dieses wunderschönen Landes und Sprachkundige dürfen an der Beantwortung dieser Frage nicht teilnehmen. Sorry. And the winner is …

Wir sahen also auf die Männer, die da in ihren Hosen und Stiefeln aus Gummi standen und mit behandschuhten Fingern schnell die Fische aus den Netzen pulten. Uns lief das Wasser im Munde zusammen. So frischen Fisch sollte man wenigstens einmal im Leben probiert haben! Einer der Fischer musste irgendwie mitbekommen haben, mit welch gierigem Blick wir auf die Fische sahen. Er fragte dann in der uns unverständlichen Sprache unsere Betreuerin, die als Einheimische diese Sprache fließend sprach, wie viele Kinder wir denn seien. Einmal durchzählen bitte! Wir waren fünfzehn Kinder. Ob wir denn auch eine Schüssel dabei hätten, in der wir Fische transportieren könnten, wollte er als nächstes wissen. Hatten wir im Bus, darin waren unsere

Vesperbrötchen verstaut, die wir mit zum Strand genommen und uns dort einverleibt hatten.

Was lag also näher, als eben für jedes Kind zwei schöne große Heringe sowie einige weitere für unsere Begleiter in die Schüssel zu packen und uns mitzugeben? Nichts, so sah es zumindest dieser Fischer und wir bedankten uns artig. Ein netter Mensch, das muss ich schon so sagen.

Als wir dann aber in der Klinik ankamen, standen wir vor einem neuen Problem: Wie überführt man die frischen Fische, die ja noch immer roh waren, bis zum Abendessen in einen gebratenen Zustand und dann auf die Teller? Immerhin, sie mussten ja vor dem Braten noch ausgenommen, gewaschen und für die Pfanne vorbereitet werden. So etwas geht nur in einer Küche. Unsere diensthabende Betreuerin musste ein Genie sein, sie wusste sogar auf diese Frage eine Antwort und bald trafen sich vier der Kinder unserer Gruppe in der Küche. Wir bekamen als erstes eine Schürze umgebunden, danach ein scharfes Messer in die Hand gedrückt und unter fachkundiger Anleitung einer Köchin haben wir dort mit viel Humor und noch mehr Vorfreude die Fische geputzt und zum Braten vorbereitet. Das Braten haben dann aber doch die netten Damen aus der Küche für uns übernommen. Irgendwie waren sogar ein paar Fische für sie übrig geblieben. Ob sich da jemand auf dem Schiff mächtig gewaltig verzählt hatte?

Als wir an diesem Abend zum Essen kamen, lag der Duft von gebratenem Fisch in der Luft und auf unseren Plätzen fanden wir die Fische, noch heiß, ganz frisch aus der Pfanne, die uns mit weißen Augen goldgelb anlächelten und darauf warteten, von uns mit großem Appetit verspeist zu werden. Andere, schon anwesende Patienten schauten mit erstaunten und teilweise gierigen Blicken zu uns und auf unsere Teller mit diesem ganz speziellen Abendessen. Dass wir dafür auf den Wurstbelag zu unserem Brot und auch auf eine halbe Scheibe vom Brot verzichten mussten, wegen der Panade aus Mehl und Semmelbröseln, lag an

den damals noch geltenden Regelungen in der Diabetesbehandlung. Aber wir haben uns den Fisch schmecken lassen
und ich muss Ihnen sagen, ich habe seit diesem Tage nie
wieder so frischen Hering gegessen. Es war mehr als nur
eine Delikatesse. Für uns war es der pure Luxus, und das in
der DDR.

Wer hätte das gedacht? So schlimm konnte der Arbei-
ter- und Bauernstaat also gar nicht gewesen sein.

Kaffee - einmal anders

Man ist, was man isst, so sagt man immer wieder gern. Und steht damit schon vor dem nächsten Problem: Was isst man?

Es gibt die verschiedensten Küchen, und damit meine ich jetzt nicht die Orte, in denen eine Mahlzeit zubereitet wird. Ich meine vielmehr die Arten der Zubereitung, obwohl das so nun auch wieder nicht richtig ausgedrückt ist. Wie nennt man es denn nun? Ach Mensch, ich rede hier von der deutschen, der mediterranen, der asiatischen Küche, um es einfach zu sagen. Jede hat ihre Besonderheiten, hat ihre typischen Gerichte und gerade regionale Rezepte werden oft von einer Generation an die nächste weiter gegeben, verbleiben so in der Familie.

Ich möchte Ihnen hier keine Rezepte auflisten, so viele kenne ich nun auch wieder nicht, aber gebe ich zu, die Idee zu einem Kochbuch hatte ich schon vor längerer Zeit.

Ich möchte auf etwas Anderes hinaus, möchte Ihnen darlegen, dass man den Diabetes auch anders beeinflussen kann als nur mit Insulin, Essen und Bewegung.

Und ich warne Sie schon jetzt, machen Sie bitte schon mal den Magen zu, wenn Sie empfindlich sind. Es dürfte ein wenig hart werden.

Aber bevor wir dazu kommen, wenden wir uns der Frage zu, was essen wir eigentlich, wenn wir essen?

Was immer Sie auf dem Tisch haben, man kann es im Wesentlichen in drei Bestandteile teilen: Eiweiße, Fette und Kohlenhydrate. Auf den Rest können wir an dieser Stelle getrost verzichten, sie haben keinen weiteren Wert in unseren Betrachtungen.

Die drei oben genannten Bestandteile des Essens liefern Ihrem Körper die Energie, die er benötigt. Für einen Diabetiker haben vor allen die Kohlenhydrate eine Bedeutung, denn Kohlenhydrate haben eine ganz gemeine Angewohnheit, sie treten äußerst selten in nur einer Form auf. Meist setzen sie sich aus den verschiedenen Zuckern zusammen, die einem im Leben begegnen können. Wenn Sie eventuell auf Laktose allergisch reagieren, dann wissen Sie, was ich meine. Laktose ist einfach nur Milchzucker, es gibt auch noch die Fruktose, den Fruchtzucker, und dann die vielen kleinen Neckigkeiten wie Saccharose oder Maltose, die dann im Körper einer wie der andere in reine Glukose umgewandelt werden. Das dauert nur unterschiedlich lange.

Und von nun an wird es richtig interessant.

Glukose, Traubenzucker ist der wesentlich bekanntere Name, lässt den Blutzuckerspiegel in die Höhe schnellen. Und das ist unter Diabetikern gar nicht gern gesehen.

Der direkte Gegenspieler der Glukose ist das Insulin. Jeder gesunde Mensch produziert die von ihm benötigte Menge dieses Hormon selbst. In der Regel merken Sie davon gar nichts, es geschieht automatisch, wenn Sie essen, wenn Sie schlafen, während Sie diese Zeilen lesen, immer, vierundzwanzig Stunden am Tag. Bei einem Diabetiker des Types I funktioniert genau dieser Mechanismus nicht mehr und er muss sich jede benötigte Einheit spritzen. Ein Diabetiker kann das rein theoretisch seit 1921 tun, nachdem es Banting und Best gelungen war, Insulin in einer verwendbaren Form aus den Bauchspeicheldrüsen von Schweinen und Rindern zu gewinnen.

Bei einem Diabetiker sollte es immer ein Gleichgewicht zwischen Essen und Insulin geben, um den Blutzuckerspiegel so konstant wie nur irgendmöglich zu halten, was nicht wirklich einfach ist.

Und wie hat man einen Diabetes behandelt, als es noch kein Insulin gab? Diabetes ist als Krankheit ja schon seit ewigen Zeiten bekannt und war einst das Gleiche wie ein

Todesurteil. Folgt man einigen Publikationen, wurden die ersten Fälle von Diabetes schon von den alten Ägyptern dokumentiert.

Eiweiße lassen den Blutzucker kaum und nur langsam ansteigen, aber nur dann, wenn dem Körper keine Kohlenhydrate zur Verfügung stehen. Bleibt nun noch der letzte Bestandteil. Und damit wird es so richtig lecker! Bitte, das Lätzchen nicht vergessen! ;-)

Welche Bedeutung hat nun Fett? Sie werden vielleicht genau so erstaunt sein wie ich es damals war.

Das ehemalige Zentralinstitut für Diabetes „Gerhard Katsch" in Karlsburg, heute Klinikum Karlsburg, verfügte zum Zeitpunkt meines letzten Aufenthaltes sicher über eine der weltweit besten Bibliotheken zum Thema Diabetes. Ich habe mich damals sehr intensiv mit dem Thema befasst und so manche Stunde allein im Lesesaal gesessen oder mir Bücher geliehen und mit auf Station genommen. Man kann mit einer Krankheit nur dann so richtig gut leben und zurechtkommen, wenn man sie kennt, wenn man so viel wie möglich Wissen darüber hat, auch ihre Geschichte kennt. Nein, das Lesen der fachwissenschaftlichen Publikationen ist nicht einfach gewesen, aber damals half mir mein relativ umfangreiches, an anderer Stelle erworbenes Wissen auf dem Gebiet der Medizin dabei, mich durch die Seiten der Fachliteratur zu kämpfen, die ja von Fachleuten für Fachleute geschrieben waren.

Bei meinen Recherchen stieß ich auf ein Rezept aus den alten Zeiten der Diabetesbehandlung, welches bei mir schon beim Lesen zu heftiger Übelkeit führte. Wenn Sie da lesen: Spinat, in Öl schwimmend, oder Kaffe, verquirlt mit Eigelb, da kann es schon passieren, dass sich der Magen sehr heftig zu Wort meldet.

Und Sie wissen nun noch immer nicht, was das eine mit dem anderen zu tun hat, oder? Okay, ich will Sie nicht länger auf die Folter spannen.

Fett hat neben dem Effekt, das Körpergewicht in die

Höhe zu treiben und den Blutgefäßen Probleme zu bereiten, eine noch wenig bekannte, aber relativ angenehme Seite, wenigstens für einen Diabetiker des Types I. Fett verhindert, dass die im Essen vorhandenen Kohlenhydrate auf direktem Wege in die Blutbahn gelangen. Die Kohlenhydrate kommen an, klarer Fall, aber es wird länger dauern, bis man den Anstieg auch bemerkt. Und diesen Effekt hat man sich in den Zeiten vor dem Insulin zunutze gemacht. Nicht, nein, reden wir jetzt nicht über mögliche Nebenwirkungen, ich kann sie mir relativ gut vorstellen.

Ich habe mir das Rezept zwar abgeschrieben, auch weil es so schlimm war, dass sich mir der Magen schon beim Lesen verknotete. Leider befindet sich diese Abschrift heute nicht mehr in meinem Besitz. Es spielt auch keine wirklich große Rolle, wichtiger ist das Dahinter.

Das Fett im Essen umschließt die Zuckermoleküle aus den Kohlenhydraten und verhindert so, dass der Zucker über den Darm schnell in die Blutbahn gelangen kann. Zuerst muss das Fett verarbeitet werden, danach kommt der Zucker. Schon ein verrücktes Maschinchen, der menschliche Körper. Aber sobald man diese Kleinigkeit kennt und verstanden hat, kann man sie auch nutzen, und das kann einem das Leben ein wenig einfacher machen.

Es ist mir schon oft passiert, dass ich mein Messgerät zu Hause vergessen habe. Und wie Sie schon gelernt haben, sollte ein Diabetiker vor dem Essen den Blutzucker messen. Kein Essen ohne Messen! So, wie nun den Blutzucker messen? Es ist ja nicht so, dass man einfach in eine Apotheke flitzen und sich ein neues Gerät besorgen kann. Also, wir ignorieren das Messen heute einmal, improvisieren ein bisschen und essen einige Sachen, die etwas mehr Fett enthalten. Wir erreichen zwar nicht, dass der Zucker gar nicht ansteigt, aber wir können den Anstieg auf diese Weise zumindest verzögern und nicht allzu heftig ausfallen lassen, vor allem dann, wenn wir zum Essen normal gespritzt haben. Trotzdem ist es notwendig, den Blutzucker nach der Rückkehr nach Hause sofort zu kontrollieren, um Gewissheit zu haben und richtig korrigieren zu können. Bis das Fett abgebaut ist, dauert es eine Weile.

Inzwischen habe ich auch erfahren, dass es in Deutschland die aus Amerika kommende LCHF-Diät gibt, die sich wohl genau diesen Effekt zunutze machen soll. LCHF bedeutet „Low Carbohydrates, High Fat". Nun ja, ich mag mich jetzt nicht zu Ergebnissen auslassen, ich habe keine. Man nutzt hier wohl den Effekt, dass der Körper aus Fett die Glukose, die er braucht, selbst herstellen kann. Das dabei als Nebeneffekt Azeton anfällt, wird einfach akzeptiert. Dass Azeton aber ein Gift ist, wird offensichtlich ignoriert. Ich mag auch nicht über den Unsinn dieser Methode diskutieren, ich habe meine eigene Meinung dazu.

Ich gebe zu, auch ich habe mir diesen Effekt zunutzte gemacht, gerade in Zeiten, in denen es mir mental nicht wirklich gut ging und ich absolut keine Lust hatte, mich um irgendwelche Dinge zu kümmern oder auf irgendetwas zu achten. Verstehen Sie das bitte nicht falsch, aber das Leben eines Diabetikers ist nicht immer ein Höhenflug. Und man muss sich stets darüber im Klaren sein, dass man den Diabetes in alle Gedanken mit einbeziehen muss, er prägt alle Entscheidungen. Aber – Dank der Wissenschaft haben wir heute die Mittel und Möglichkeiten, die es uns ein wenig einfacher machen. Wir können auf unterschiedlichen Wegen gehen, wir können die Möglichkeiten kombinieren, wir können es schaffen, bei Einsatz der gleichen Ressourcen ein neues Ziel zu erreichen. Hier ein wenig länger warten, dort etwas mehr Fett, und schon klappt es auch mit dem Nachbarn. Und da soll mal einer sagen, dass Fett nur dazu gut ist, dass das Gewicht steigt.

So, nun eine Tasse Kaffee, schön langsam, in aller Ruhe genießen, aber bitte, lassen wir das Eigelb weg. Wieso? Na, schon mal was von Cholesterin gehört?

Ich will wieder laufen können

Das normale Leben eines ganz normalen Diabetikers ist nicht nur von angenehmen Dingen gekennzeichnet. Sicher, man kann allem etwas Gutes, ja vielleicht sogar etwas Positives abgewinnen. Aber es gibt auch solche Momente, denen man beim besten Willen absolut nichts Gutes abgewinnen kann. Von etwas Positivem kann man in solchen Situationen gleich gar nicht sprechen.

Ich möchte Ihnen nun als nächstes eine von diesen Geschichten erzählen.

Begleiten Sie mich einfach ein Stück zurück durch die Zeit, kommen Sie mit mir auf eine Reise der Erinnerungen.

Ich kann mich nicht mehr genau an das Jahr erinnern, in dem das passierte, was ich Ihnen erzählen möchte, aber der Ort und die Namen der Personen werden nie aus meinen Erinnerungen verschwinden. Nein, ich werde hier keine Namen von Personen nennen, zumindest keine Klarnamen. Ich werde bei den Namen Pseudonyme benutzen. Aber ich gebe die Hoffnung nicht auf, dass vielleicht gerade auch die beschriebenen Personen die nun folgenden Zeilen lesen und sich erinnern.

Obwohl ich heute tausende von Kilometern von euch entfernt lebe, wenn ich auch meinen Namen geändert habe, euch zwei werde ich im ganzen Leben nicht vergessen. Niemals. In Gedanken bin ich oft bei euch.

Ich war mal wieder in Karlsburg, hatte mein Quartier auf der Station Vier im Neubau, dem Klinikgebäude für Kinder und Jugendliche, bezogen. In jener Zeit hatte ich mal wieder arg große Probleme mit meinem Diabetes, hatte jede Menge Stress im Berufsleben und im privaten Bereich lief auch nicht alles so rund, wie ich es mir vorgestellt hatte. Das stinknormale Leben eben.

Ich lernte in der Klinik zwei nette jungen Frauen kennen, die eine in meinem Alter, die andere noch unter der permanenten Aufsicht der Staatsanwaltschaft, will sagen, sie war noch minderjährig, damals knapp über fünfzehn Jahre alt. Ich jedoch war schon in den ersten Jahren der Volljährigkeit, also gab es ein maximales Interesse an Gesprächen. Nein, keine Angst, es wird nun keine Sexgeschichten geben, weder mit der einen Frau noch mit der anderen ist irgendetwas in dieser Richtung gelaufen. Daher muss sich niemand Gedanken machen und ich will auch nicht darauf hinaus. Aber eine dieser Personen hat eine besondere Bedeutung im Verlauf der Geschichte, die andere möchte ich noch immer als Freundin bezeichnen.

Der Vater der jüngeren der beiden Frauen, lassen Sie mich ihr ab jetzt den Namen Nora geben, war Diabetiker, und sie war zusammen mit ihrem Vater in der Klinik. Nora selbst war keine Diabetikerin. Weil aber Kinder von diabetischen Eltern oder eines diabetischen Elternteiles ein deutlich höheres genetisches Risiko haben, dass sie auch am Diabetes erkranken, wurde bei den Kindern regelmäßig ein so genannter oraler Glukosetoleranztest (oGTT) durchgeführt, von den Betroffenen selbst einfach nur als Belastung bezeichnet, denn eine Belastung war er wirklich. Dabei musste der Proband innerhalb von fünf Minuten einen halben Liter Tee trinken, in dem einhundert Gramm Traubenzucker aufgelöst wurden. Im Anschluss daran wurde dann über den Zeitraum von vier Stunden alle zwanzig Minuten der Blutzucker gemessen. Bei einem Gesunden steigt bei der Menge Traubenzucker der Blutzucker stark an und fällt dann in der Folge konstant ab, bis sich nach etwa zwei, drei Stunden der Blutzucker wieder in normalen Bahnen einpegelt. Die Steuerung der Prozesse erfolgt automatisch, wie bei Ihnen zum Beispiel auch während Sie diese Zeilen lesen. Sollte nun der Körper Anzeichen eines Diabetes zeigen, wird sich die Kurve des Abfalls spürbar verändern, meist abflachen, oder es kommt im schlimmsten Fall gar nicht erst zum Absinken des Blutzuckers.

Nora war zum Belastungstest in der Klinik, der sich bei ihr allerdings als positiv darstellte, also keine Anzeichen eines Diabetes ergab.

Ich hatte sie in der Dorfgaststätte kennen gelernt, als ich dort mit der anderen jungen Frau zusammen an unserem Tisch saß und wir uns unterhalten haben. Sie kam zu uns an den Tisch, fragte, ob sie sich zu uns setzen dürfe, sie wollte sich die Gespräche ihres Vaters nicht mehr anhören müssen. Er hatte in Leinefelde, einer Stadt in Thüringen, eine kleine Gaststätte und nun tauschten sich die beiden Wirte über das Geschäft aus, wenn weniger zu tun war.

Ich sah mir Nora genauer an. Sie war sehr jung, sie war sehr hübsch, hatte langes blondes Haar, blaue Augen und sie hatte eine niedliche Nase. Sie hatte sich ihre Sonnenbrille über der Stirn ins Haar geschoben. Und obwohl sie eigentlich beinahe noch ein Kind war, Noras Worte waren weniger die Worte eines Jugendlichen, es waren mehr die eines Erwachsenen.

Noras Vater war ein relativ großer Mann mit sehr breiten Schultern. Er hatte normallanges, dunkelblondes, leicht ins Braun changierendes Haar, in dem sich Unmengen von grauen Strähnen zeigten. Seine Stimme war tief, hatte aber einen angenehmen Klang. Ich hatte ihn schon oft allein im Lokal gesehen und gehört, wir hatten zu diesem Zeitpunkt an so manchem Abend auch schon das eine oder andere Bier getrunken. Er hatte eigentlich immer einen Witz auf Lager, ließ sich die Butter nicht vom Brot nehmen, hatte immer noch einen Trumpf in der Hinterhand. Er lachte gern und viel. Vor sich auf dem Tisch hatte er an diesem frühen Nachmittag seine Tasse Kaffee und sein Stück Kuchen stehen. Und obwohl es ein wirklich schöner Tag war, aus seinen Augen und aus seinen Worten sprach noch etwas anderes, etwas, was ich zu diesem Zeitpunkt zwar vernehmen, aber noch nicht zu interpretieren wusste. Erst einige Monate später begriff ich bis in den hintersten Winkel der letzten Konsequenz, was er damals schon wusste.

Nora und ich kamen uns etwas näher. Nein, nicht so nahe, wie Sie nun vermuten mögen. Es gibt eine feste Grenze, die ich strikt eingehalten habe und die auch heute noch Bestand hat. Mag Nora auch süß gewesen sein, mag sie auch Signale ausgesendet haben, die mehr als nur Lust auf ein Gespräch andeuteten, sie war einfach viel zu jung. Dennoch muss ich Ihnen sagen, dass ich noch lange nach unserem Kennen lernen mit ihr in Kontakt stand und ich mir nichts sehnlicher wünschte, als dass dieser Kontakt wieder zustande kommen könnte.

Wie dem auch sei, etwas später lernte ich ihren Vater noch näher kennen. Ein lustiger Mensch, mit seiner guten Laune steckte er uns immer wieder an, machte uns neuen Mut, wenn wir selbst mal wieder in einer Krise steckten, er lud uns das eine oder andere Mal zu einem Getränk ein. Und mit seinem schier unerschöpflichen Vorrat an Witzen und Anekdoten war er in der Lage, einen Saal einen ganzen Abend lang am Lachen zu halten. Und dennoch, je mehr ich von ihm und über ihn erfuhr, je besser ich ihn kennen lernte, umso mehr spürte ich, dass er versuchte, hinter seinem Verhalten, hinter seinem Humor, hinter seinem Witz etwas zu verbergen. Er hatte große Probleme zu Hause, seine Frau wollte sich von ihm trennen. Er selbst dachte daran, seine Gaststätte aufzugeben. Er hatte den Gedanken, einen Ausreiseantrag aus der DDR zu stellen und in die BRD überzusiedeln, was ihm garantiert neue Probleme bringen würde, wie er ohne jede Hemmung immer wieder sagte. Aber zu allem kam noch etwas anderes hinzu, etwas, was ich zu diesem Zeitpunkt noch nicht wusste und erst viel später erfahren sollte.

Erst im Laufe der nächsten Monate erfuhr ich durch den Briefwechsel und die langen Telefonate mit Nora, dass ihr Vater durch die lange Diabetesdauer und durch sein

Kettenrauchen Probleme mit den Blutgefäßen und Nerven in den Beinen hatte. Der diabetische Fuß stellt neben den Einblutungen auf der Netzhaut im Auge und einer diabetischen Nephropathie, einer Schädigung der Nieren, einen weiteren häufigen Spätschaden durch den Diabetes dar, der sich nach sehr langer Diabetesdauer oder bei einem schlecht geführten Diabetes zeigen kann. Ich habe in den Jahren, die ich schon mit dem Diabetes verbracht habe, einige Patienten getroffen, die an einem oder mehreren der Spätschäden erkrankt waren. Aber bei keinem war es so schlimm wie bei Noras Vater.

Man sah es ihm nicht an, nicht, wenn er lief, nicht, wenn er Auto fuhr, auch nicht, wenn er tanzte. Er konnte sehr gut tanzen. Was er aber dabei wirklich spürte, ich habe es nie erfahren. Wenn er Schmerzen hatte, nie hat er es einem anderen gesagt oder gezeigt. Nur seine Tochter kannte das eine oder andere Anzeichen. Und sie sagte nichts, machte sich aber Sorgen um ihren Vater.

In Noras noch jungem Herzen kämpfte die Unbekümmertheit der Jugend mit der Ernsthaftigkeit des Lebens, rangen der Leichtsinn des Seins mit den Sorgen um ihren Vater. Ich habe dies in ihren Briefen erkannt und in den Telefonaten heraus gehört.

Als sie nach diesem Aufenthalt abreisten, nannte sie mir einen neuen Termin, an dem sie wieder in die Klinik kommen würde. Ich versuchte, zu diesem Zeitpunkt einen Termin zu bekommen, was mir auch gelang. Und so sahen wir uns nur ein paar Monate später wieder.

Es war Sommer geworden. Ich stand eines Morgens auf dem Raucherplatz vor dem Klinikgelände, als mir von hinten auf die Schulter getippt wurde. Ich kannte den Trick schon und drehte mich zur anderen Seite. Sie kennen das sicher auch. Man tritt hinter jemanden und tippt ihm zum Beispiel auf die linke Schulter, während man selbst hinter dessen rechter Schulter steht. Da mir auf die linke Schulter getippt wurde, drehte ich mich folgerichtig nach rechts.

Zwischen meinen Lippen hatte ich eine Zigarette, mit deren glühender Spitze ich Noras Nase traf.

Wir fielen uns in die Arme. Noras Augen waren feucht. Ich entschuldigte mich wegen der Zigarette, dachte, dass ich ihr damit wehgetan hätte.

„Können wir ein paar Schritte laufen?", fragte sie mich und griff nach meiner Hand. Sie hielt sie aber nicht so, wie man die Hand eines Menschen hält, den man mag. Mir erschien es viel mehr, als ob sie sich daran festhalten wollte, als ob sie einen Halt suchte. Ich sah ihr ins Gesicht. Nora weinte. Und es waren keine Tränen der Freude, wie mir kurze Zeit später klar wurde.

„Sie nehmen meinem Vater heute beide Beine bis unter die Knie ab", sagte sie mir schluchzend. „Kannst du dir das vorstellen? Mein Vater ohne Beine. Was soll er dann machen? Wie soll er dann leben?"

Ich nahm Nora in die Arme, wollte sie einfach nur trösten. Mein Frühstück war mir vollkommen egal geworden, hier gab es einen Menschen, der in diesem Moment einfach nur einen Menschen brauchte, an den er sich anlehnen konnte, der ihm Halt gab, der ihm einfach nur zuhörte.

Die Monate seit unserem ersten Kennen lernen hatten sie sehr verändert, hatten sie noch ernster gemacht, sie wirkte noch reifer, erwachsener. Ihre jugendliche Unbekümmertheit hatte der Sorge um ihre Zukunft Platz gemacht. Die Angst um ihren Vater sprang mich aus ihren Augen heraus förmlich an. Und ich stand dort und konnte nichts machen außer für sie da zu sein.

Wir haben den ganzen Vormittag zusammen verbracht, haben uns unterhalten. Einfach nur die Zeit des Wartens auf eine möglichst intelligente Art überbrücken, irgendetwas tun, um auf andere Gedanken zu kommen.

Einige Tage später habe ich Noras Vater in seinem Zimmer besucht.

Ich werde dieses Bild wohl niemals vergessen. Wie er da im Bett lag und weinte. Er, der andere mit seinem Humor aufbauen konnte, er, der anderen von seiner Kraft und Energie immer abgeben konnte, der anderen wieder auf die Beine half, wenn sie gefallen waren, er lag im Bett und weinte, war am Boden zerstört, war nicht nur körperlich ein Wrack, sondern auch mental ruiniert.

Wütend zog er die dünne Decke von seinen Beinen, oder dem, was davon noch übrig war, und zeigte mir die Stümpfe seiner Beine, die in weißen Bandagen steckten.

„Was soll ich damit anfangen? Wie soll ich damit leben? Ich möchte wieder laufen können.“

Dieser Mann war gebrochen, war zerbrochen, schien nicht mehr leben zu wollen. Aus seiner Stimme war nur Frust zu hören. Solche aus tiefstem Herzen kommende Bitternis habe ich seitdem nie wieder gehört. Seine Enttäuschung, seine Wut.

Ich kam mir an der Stelle vollkommen fehl am Platz vor. Was sollte ich sagen? Was sollte ich machen? Was konnte ich machen? Mir fehlten einfach die Erfahrungen, um mit so einer Situation auf richtige Art und Weise umzugehen, und die richtigen Worte. Ich habe versucht, ihm Mut zu machen, der Versuch misslang mir gründlich.

Heute, viele, viele Jahre später, weiß ich, dass ich diese zwei Menschen an eben jenen Tagen in Karlsburg zum letzten Mal gesehen habe. Ich habe noch einige Male einen Brief auf die Reise geschickt, es kam nie eine Antwort. Ich habe auch versucht, anzurufen, aber das Telefon am anderen Ende war immer besetzt.

Ich weiß nicht, was aus den beiden geworden ist, seitdem wir uns aus den Augen verloren haben. Ein Wunsch von mir ist es, einfach mal zu erfahren, wie es ihnen heute geht, was aus ihnen geworden ist.

Aber die Bilder von damals werde ich nie mehr vergessen. Sie sind mir heute Erinnerung und Warnung gleichzeitig. Und sie zeigen mir, wie wichtig es ist, den anderen nicht nur zu hören, sondern auch, ihn zu verstehen.

Was immer auch aus Nora und ihrem Vater geworden sein mag, ich wünsche ihnen nur das Beste. Mögen Glück und Liebe ein ständiger Wegbegleiter auf all ihren Wegen sein, mögen sie gesund sein und bleiben. Ich wünsche es ihnen aus tiefstem Herzen.

Und wenn Sie die beiden kennen, richten Sie ihnen bitte meine Grüße aus.

Greifswalder Lichtfestspiele

E s muss im Jahr 1986 oder 1987 gewesen sein, als sich die folgende Geschichte ereignete. Nein, es wird auch darin nichts zu lachen geben, auch nichts zu weinen, es ist einfach nur eine Geschichte, die sich in meinem Leben ereignete, nicht mehr, aber auch nicht weniger. Wie gesagt, ich lege keinen Wert auf eine Reihenfolge, in der ich Ihnen die Geschichten erzählen möchte. Und ich lege auch keine Bedeutung auf eine Art Wertung oder auf andere Dinge, die von Gefühlen gesteuert werden.

Der Diabetes ist eine mögliche Ursache für viele weitere Erkrankungen. Um einmal die wichtigsten Folgeerkrankungen zu nennen, möchte ich an dieser Stelle die folgenden in die Geschichte aufnehmen: diabetische Retinopathie, diabetische Nephropathie und diabetische Neuropathie. Da die Krankheiten auch andere Ursachen haben können, wird eben vor dem Namen der Krankheit das Wort „diabetisch" benutzt, um die Ursache genauer zu definieren. Die diabetische Nephropathie ist die Schädigung der Nieren, die diabetische Neuropathie benennt die Schädigung der Nervenzellen, bedingt durch den Diabetes, die Bezeichnung diabetische Retinopathie wird benutzt, um Einblutungen oder Gefäßveränderungen auf der Netzhaut zu bezeichnen. Die Retinopathia diabetica, so lautet der lateinische Name der Krankheit, ist die häufigste durch den Diabetes verursachte Folgeerkrankung.

Sie werden sich sicher wundern, aber ich war mal wieder in Karlsburg, wie so oft in meinem Leben. Ich kann nicht sagen, dass es mir hier gefallen hat, aber es war eine der mit Abstand besten Kliniken für den Diabetes. Wenn sich eine Klinik auf eine Krankheit spezialisiert hat, dann wird sie eben auch zu einer der besten auf diesem Gebiet.

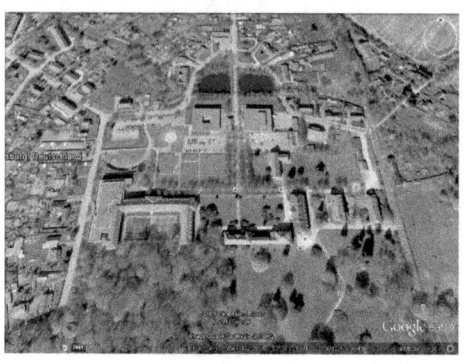

Ich hatte mein Zimmer wieder im Neubau, einem Plattenbau, den es heute nicht mehr gibt, wie Sie an dem Bild aus Google Earth erkennen können. Es lag wieder im vierten Stock und ich hatte diesmal das Glück, allein in einem Zimmer zu sein. Der Blick aus dem Fenster reichte weit über das Gelände, das in der Nähe der Küste sehr flach war. Einige Hügel, ein paar Bäume, die paar Hochhäuser im Karlsburger Neubaugebiet, mehr unterbrach die Sicht nicht.

Ansicht Klinikum Karlsburg, © Google Earth

Wie immer, wenn ich in diesem Krankenhaus war, musste ich auch diesmal zum Augenarzt, um den Augenhintergrund, also die Netzhaut, auf mögliche, durch den Diabetes verursachte Schäden untersuchen zu lassen.

Es war immer die gleiche Prozedur. Zuerst der allgemeine Sehtest, bei dem man die immer kleiner werdenden Buchstabenreihen von einer entfernt aufgehängten Tafel ablesen muss. Dann bekommt man Augentropfen, die auch einen Extrakt aus der Tollkirsche enthielten. Dieses bewirkt, dass die Pupillen geweitet werden und vor allem auch geweitet bleiben. Ich sage Ihnen, es ist ein unangenehmes Gefühl, gerade in den Sommermonaten, wenn die Sonne ungehemmt scheint. Nach dem Tropfen dauert es ein paar Minuten und dann kann man nichts mehr lesen, zumindest nichts mehr in der Entfernung, in der man normalerweise liest. Das Tropfen selbst ist nicht weiter tra-

140

gisch, der Verlust der Lesefähigkeit ist vorübergehend, die erhöhte Lichtempfindlichkeit stellt nur dann ein Problem dar, wenn man keine wirklich dunkle Sonnenbrille hat. Der richtig unangenehme Teil der Geschichte ist das Warten, bis man vom Arzt endlich aufgerufen wird.

Ich saß also in der Reihe der Wartenden und versuchte, mich ein wenig zu entspannen. Für einen Diabetiker stellt ein Besuch beim Augenarzt immer eine heikle Sache dar, selbst bemerkt man die ersten Anzeichen einer Schädigung nur in den seltensten Fällen. Es ist, wie soll ich sagen, immer auch ein Moment der Wahrheit. Wenn man dort in der Warteschlange sitzt, gehen einem alle möglichen Gedanken durch den Kopf. Man versucht sich zu erinnern, wie oft und wie lange der Zucker schlecht gelaufen ist, man erinnert sich an den Wert, der von den Medizinern als HbA_1C bezeichnet wird. Der Wert stellt den Anteil der verzuckerten roten Blutkörperchen im Blut dar. Ja, auch Sie haben diesen Anteil, normalerweise liegt er im Bereich unter 5,8 % (obere Grenze des Normbereiches in Japan) oder 6,0 % (obere Grenze des Normbereiches in Deutschland). Sollten Sie mal von Ihrem Arzt prüfen lassen. Denn dieser Wert sagt Ihnen, wie Ihr Zucker in den letzten acht Wochen gelaufen ist. Dumm ist nur, dass es zwischen den Augen und dem HbA_1C einen direkten Zusammenhang gibt. Durch die teilweise sehr heftigen Schwankungen des Zuckers bei einem Diabetes kann es dazu kommen, dass die Blutgefäße im Auge spröde werden und platzen, wobei Blut ins Auge laufen und dann zu Behinderungen beim Sehen führen kann.

Wenn man dort beim Augenarzt sitzt und wartet, gehen einem neben diesen auch sehr oft ganz andere Gedanken durch den Kopf.

Als ich endlich dran war, schlug das Schicksal ohne Ankündigung und ohne Gnade erbarmungslos zu und die Augenärztin erklärte mir, dass ich mich in einer anderen Klinik weiter behandeln lassen müsse. Auf der Netzhaut sah sie mehrere kleinere Einblutungen, die sie so zeitig wie nur möglich behandeln wollte, um eine Verschlimmerung schon im Anfang zu verhindern. Das bedeutete für mich, dass ich mich einer Laserbehandlung unterziehen musste, der routinemäßigen ersten Behandlung.

Wenn Sie wissen, was ein Laser ist und was man damit an anderen Stellen macht, dann sehen Sie das Ganze in einem ganz anderen Licht. Es geht ja nur um den eigenen Körper und auch nur um die eigenen Augen. Und wenn da was daneben geht, dann schaltet jemand das Licht ganz schnell komplett aus.

Ich bin also zwei Tage später mit einem Sammeltransport von Karlsburg nach Greifswald in die dortige Augenklinik der Ernst-Moritz-Arndt-Universität gefahren. Ich war aufgeregt, hatte keine Vorstellung von dem, was mich nun erwarten würde, nur unangenehme Vorahnungen. Und das, obwohl ich schon den einen oder anderen Erfahrungsbericht gehört hatte. Es war das erste Mal überhaupt, dass man bei mir Spätschäden gefunden hatte, die zum einen durch den Diabetes verursacht worden waren und zum anderen behandelt werden mussten. Und um es vorweg zu nehmen, es sind in den Jahren danach keine neuen Spätschäden hinzugekommen.

Wir kamen also in der Augenklinik an und gingen in das Wartezimmer. Was soll ich Ihnen sagen? Obwohl es noch früh am Morgen war, ich glaube, es war so gegen acht Uhr, eine Ölsardine hat definitiv mehr Platz in der Dose. Ich war, gelinde gesagt, über die Zustände mehr als nur geschockt. Aber was wollte ich machen?

Irgendwann im Laufe des Vormittages wurde auch mein Name aufgerufen und mein Puls machte einen Satz nach oben. Wenn Sie das Adrenalin spüren, wie es aus der Nebenniere in die Blutbahn schießt, wenn Sie spüren, wie der Blutzucker ansteigt, wie Müdigkeit und Erschöpfung schwinden, dann ist das ein nicht wirklich angenehmes Gefühl, zumal dann, wenn Sie wissen, was Ihnen bevor steht, wenn Sie dem Übel quasi ins Auge blicken können.

Zuerst untersuchte eine Augenärztin, zur damaligen Zeit eine Koryphäe auf dem Gebiet der diabetisch bedingten Augenerkrankungen in der DDR schlechthin, die Augen noch einmal gründlich, um den schon gestellten Befund ihrer Kollegin entweder zu bestätigen oder zu widerlegen. Leider bestätigte sie die Ergebnisse und informierte mich über die nächsten Schritte. Ich fand ihre Frage, ob ich wohl aufgeregt sei, ein wenig deplaziert, wie ich zugeben muss. Von ihr bekam ich dann drei Tabletten, die ich nehmen sollte, wenn ich die Aufforderung dazu bekam. Sie tropfte die Augen weit und meinte dann, ich solle mich noch ein paar Minuten raus ins Wartezimmer setzen. Es dauerte auch nicht lange, und eine Schwester rief mir zu, dass ich die Tabletten nehmen solle. Nur noch wenige Minuten trennten mich also von dem Moment, vor dem ich mich eigentlich fürchtete.

Die Ärztin bat mich in das abgedunkelte Behandlungszimmer, in dem sich einige Geräte befanden, unter anderem auch das Lasergerät, das mit einem tiefen Brummen signalisierte, für den nächsten Patienten bereit zu sein. Ich legte mein Kinn in die dafür vorgesehene Auflage an der Zieloptik und mein Kopf wurde mit einem schmalen Band fixiert. Die Augenärztin setzte eine gefühlt viel zu große Linse mit der Zieloptik direkt auf das Auge und es dauerte auch nicht mehr lange, und ich fühlte, wie sich der erste Laserblitz seinen Weg durch das Auge bahnte und auf der Netzhaut landete. Die Farbe des Laserstrahles war grün, das Gefühl, wie soll ich sagen? Es tat nicht weh, da war kein Brennen und auch kein Stechen, es war mehr, als würde etwas drücken, als würde das Auge anschwellen. Die ersten vier, fünf Schüsse waren noch auszuhalten, aber dann wurde es mit jedem Schuss unangenehmer. Ab und an machte die Ärztin eine kleine Pause, und das nicht nur, um dem Laser eine kleine Erholung zu gönnen. Und Sie sitzen dort auf dem Stuhl, können den Kopf nicht bewegen, die Augen sind weit aufgerissen, die geweitete Pupille nimmt noch den kleinsten Fetzen Licht aus dem Raum auf und leitet ihn verstärkt ans Großhirn weiter. Das Einzige, was mich in diesem Moment ruhig auf dem Platz hielt, waren die Fixierung des Kopfes und die Beruhigungsmittel, die ich vorher genommen hatte und die nun ihre angenehme Wirkung in meinem Körper taten.

Es dauerte etwa vierzig Minuten, in denen ich auf die Netzhaut des linken Auges 622 Schuss mit dem Argonlaser abbekommen habe. Wie ich mich fühlte? Die Frage haben Sie jetzt nicht wirklich ernst gemeint?! Dem Rat eines anderen Patienten folgend hatte ich mir eine extra dunkle Sonnenbrille besorgt, und obwohl die Gläser fast schwarz waren, waren sie noch viel zu hell und ließen noch immer viel zu viel Licht durch. Es war Sommer, vom Himmel brannte die Sonne und tauchte alles in hellstes Licht. Die Fassaden der Gebäude blendeten, es war grauenvoll, und nun begann es auch, schmerzhaft zu werden. Mit geschlossenen Augen stand ich im Schatten der Augenklinik und wartete auf den Bus, der uns wieder zurück ins Krankenhaus brachte.

Ich blieb dann fast den ganzen Tag in meinem Zimmer, ging nur zum Rauchen und zum Essen hinaus, und hielt dabei das Auge so weit geschlossen wie es nur irgend ging. Es dauerte lange, bis die Wirkung der Augentropfen endlich nachließ und das Auge sich wieder adaptieren, sich also dem Lichteinfall anpassen konnte. Ich kann Ihnen sagen, es war ein wirklich angenehmes Gefühl, wieder richtig scharf sehen zu können, sich keine Sorgen wegen dem Licht und der Sonne mehr machen zu müssen.

Etwa zwei Wochen später aber begannen sich die Narben von der Netzhaut zu lösen. Der Schorf musste sich nun durch die engen Kanäle im Auge quälen, und dieser Vorgang war nun genau das, was man nur als eine Quälerei bezeichnen kann. Es tat höllisch weh, und man kann gegen diesen Schmerz genau so viel unternehmen wie gegen den

Schmerz einer vereiterten Zahnwurzel: Nichts, solange das, was den Schmerz verursacht, nicht raus ist.

Etwa zwei Jahre später hatte ich das gleiche Vergnügen noch einmal, wieder auf dem linken Auge. Dort habe ich nun mehr als 1200 kleiner Narben, die im Laufe der Jahre dazu geführt haben, dass meine Sehschärfe auf dem linken Auge deutlich nachgelassen hat, was mir nun wiederum neue Sorgen bereitet.

Jahre später habe ich die Aufnahme einer Angiografie des Auges gesehen. Die kleinen Narben sahen wie Krater einer Bombe aus, groß und rund. Was mich aber mehr in Erstaunen versetzte, war der Punkt, dass die Augenärztin wegen einer kleinen Einblutung einen ganzen Ring von Lasernarben um die defekte Stelle erzeugt hat.

Ich bin kein Mediziner, ich bin nur ein Mensch mit einem einigermaßen normalen und vielleicht auch gesunden Menschenverstand, und so frage ich mich natürlich, ob nicht allein die Größe der vernarbten Fläche größer ist als die Einblutungen selbst es waren. Mir zumindest erschien es so. Aber ich bin kein Arzt, ich bin nur ein Mensch.

Und sicher, sind ja nur meine Augen.

Nun ja, schauen wir halt.

Dinner for two und 15 Leute

E s war in Tabarz.
Ich nahm in der dortigen „Rennsteigklinik"
an einem Training zur Verbesserung der Wahrnehmungs-
fähigkeit des Blutzuckers teil.

Nach einigen Jahrzehnten, die ich damals schon am
Zucker erkrankt war, hatte ich wiederholt festgestellt, dass
ich zu tiefe oder zu hohe Blutzuckerwerte nicht mehr kor-
rekt wahrnahm. Wie soll ich Ihnen das jetzt beschreiben?
Es ist nicht einfach, das Ganze in Worte zu fassen.

Ich bin seit über vierzig Jahren Diabetiker, ich habe in
den Jahren viele viel zu tiefe Werte erlebt, viel zu hohe
Werte, das vollkommen normale Diabetikerleben eben.
Unschön an der Geschichte ist nur, dass man mit der Zeit
die Fähigkeit verlieren kann, die Änderung des Blutzucker-
spiegels zu spüren. Normalerweise, und das werden Ihnen
sicher auch andere Süße bestätigen können, ist es so, dass
bei zu tiefen Werten ganz bestimmte Symptome auftreten,
meist sind das Schwitzen, Schweißausbrüche, Hunger, Sehstörungen. Wenn die Werte zu hoch sind, verspürt man oft
Durst und einen ungewöhnlich hohen Drang, auf die Toilette gehen zu müssen, man fühlt sich müde, die Knochen
erscheinen einem schwer und so weiter. Wenn nun aber
durch die Dauer der Erkrankung diese Empfindungen
nicht mehr wahrgenommen werden können, dann kann
man schon mal in des Teufels Küche und sogar noch ein
Stückchen tiefer kommen. Es kann auch sein, dass man
Symptome spürt, die den Tatsachen allerdings diametral
entgegenstehen. Man steht morgens auf und fühlt sich, als
sei der Blutzucker sehr hoch. Am liebsten würde man sich
sofort einige Einheiten Insulin spritzen, allerdings siegt

dann doch die Vernunft, man misst zuerst den aktuellen Blutzucker und erstaunt stellt bei der Gelegenheit fest, dass man mit dem Insulin genau das Gegenteil von dem erreicht hätte, was man eigentlich erreichen wollte. Insulin senkt den Blutzucker. Wenn der nun aber sowieso schon ziemlich weit unten ist und man spritzt sich noch Insulin, dann wird es gefährlich, sehr gefährlich sogar.

In solch einer Situation befand ich mich schon oft, und nur das von Vernunft gesteuerte Handeln hat mich vor den Fehlern und den daraus resultierenden Konsequenzen bewahrt. Solche Sachen gehen einem im Laufe der Jahre in Fleisch und Blut über, werden zur Routine, über die man oft einfach nicht mehr nachdenkt. Man handelt einfach nur noch, so, wie es von den Medizinern immer gefordert wird.

Bei mir war Ende der neunziger Jahre des alten Jahrtausends die Situation so schlimm geworden, dass ich selbst bei extrem niedrigen Werten nicht mehr spürte, wie gefährlich tief ich eigentlich mit dem Zucker war. Der härteste Fall war der bei meinem Arzt in Altenburg. Ich saß bei ihm in der Praxis und wir warteten beide auf den am Vormittag im Labor gemessenen Blutzucker. Vom Labor war dieser noch nicht an die Praxis übermittelt worden. Der Arzt telefonierte nach und bekam eine Mitteilung, die ihm das blanke Erschrecken ins Gesicht zeichnete. Er sagte mir, dass man die Probe des Blutes dreimal mit drei unterschiedlichen Methoden auf den aktuellen Zuckerwert untersucht hatte und mit allen drei Methoden auf einen Wert von 0,5 Millimol pro Liter, umgerechnet 9 mg/dl, gekommen war. Theoretisch hätte ich längst umgefallen sein müssen, ich aber saß beim Arzt am Schreibtisch und fragte mich, was ihn denn so erstaunte. Er konnte das auch nicht verstehen. Und ich kann Ihnen noch nicht einmal sagen, ob das Labor Mist gebaut hat oder ob der Zucker wirklich so tief war, ich habe davon nichts gemerkt.

Als mir die Geschichte in Altenburg passierte, gab es dieses Wahrnehmungstraining noch nicht, ich habe erst einige Jahre später von meiner Ärztin in Erfurt davon erfahren und mich sofort zur Teilnahme anmelden lassen.

Das Training fand in Tabarz statt, in der dort ansässigen „Rennsteigklinik", einem schicken Gebäude mit einigem an Drum und Dran. Ich habe mich dort sehr wohl gefühlt. Nicht nur wegen dem Ambiente, sondern auch, weil ich dort jemanden kennen gelernt habe, der mir einmal sehr viel bedeutet hat. Aber darum soll es hier nicht gehen.

Wir waren fünfzehn Personen in der Trainingsgruppe und haben viel Zeit miteinander verbracht. Das geschieht immer mehr oder weniger zwangsläufig, wenn man an einer Schulung teilnimmt. Während des Trainings lernten wir verschiedene Methoden kennen, mit denen wir die Zeichen unseres Körpers und den aktuellen Blutzucker in einen Zusammenhang bringen konnten.

Wie das geschah? Nun, man machte einfach zu einer ganz bestimmten Zeit eine Selbstkontrolle und schreibt alles auf, was man zu genau der gleichen Zeit empfindet, wie man sich fühlt. Und im Laufe der Zeit ergibt sich daraus im günstigsten Fall ein Schema, anhand dessen man einen Zusammenhang erkennen kann. So soll man lernen, bestimmte Anzeichen einem bestimmten Bereich des Blutzuckers zuzuordnen. Es ist überaus wichtig, das zu können, vor allem dann, wenn man die typischen oder nennen wir sie schulbuchmäßigen Anzeichen nicht mehr wahrnimmt.

Wir waren eine lustige Truppe, in der Menschen aus allen Altersgruppen versammelt waren. Ich war nur erstaunt, mal wieder einer der Patienten zu sein, die am längsten mit dem Diabetes lebten und noch relativ wenig über Spätschäden zu berichten hatten. Ich meine, damals hatte ich den Diabetes immerhin über dreißig Jahre. Ich kannte ein Leben ohne die Krankheit gar nicht, zumindest nicht bewusst. Im Schulungsraum herrschte immer eine recht lockere Stimmung, was auch von den Leitern des Trainings, einer Psychologin und dem Oberarzt der Klinik, sehr gefördert wurde. In einer entspannten Atmosphäre nimmt man neue Informationen wesentlich besser auf als in einer Umgebung, in der man das Gefühl nicht los wird, die Spannung mit Händen greifen zu können. Auch im Speisesaal der Klinik saß unsere Gruppe an einem großen Tisch, was auch mit dafür sorgte, dass man sich so noch besser kennen lernte und sich auch mal den einen oder anderen Tipp über den Tisch schob. Alles in allem war es eine schöne Zeit, in der ich für mich persönlich sehr viel gelernt und für mein weiteres Leben mitgenommen habe. Und damit meine ich nicht nur eine Freundin, die ich dort kennen lernte.

Aber auch die schönste Zeit geht einmal zu Ende. Nun gibt es verschiedene Möglichkeiten, auseinander zu gehen. Man sagt einfach nur „Tschüß" oder „Auf Wiedersehen". Man kann den anderen auch einfach nur Gesundheit und Glück wünschen. Meine Freundin und ich, wir waren mit Abstand die jüngsten Teilnehmer, hatten die Idee, den Lehrgang mit einem kleinen Gag ausklingen zu lassen. Klar, der musste vorbereitet werden. Also, erst einmal zählen, wie viele Teilnehmer es gab, versuchen zu ermitteln, was jeder einzelne von ihnen mochte und was nicht, dann die Sachen einkaufen gehen, das Ganze verpacken und beschriften und natürlich muss man auch noch einen passenden Namen für das kleine Präsent finden. Ich meine, eine Dose mit einem Fertiggericht kann jeder als eine „Dose mit einem Fertiggericht" bezeichnen, nur, wo ist da der Witz? Wo bleibt der Gag, das Besondere? Meine Freundin und ich saßen einige Stunden alleine über dem Namensproblem.

Die Klinik liegt an einem Waldrand, ich konnte von meinem Zimmer aus ins Lautertal schauen, sah einige Häuser auf der anderen Straßenseite, die im Jugendstil errichtet schienen. Die Gegend war angenehm, lud zum Wandern und Durchatmen ein, was wir auch gern machten. Nicht weit entfernt gab es einen „Märchenwiese" genannten Flanierweg, an dem man Figuren aus Holz aufgestellt hatte, die verschiedene Charaktere aus den Märchen der Gebrüder Grimm darstellten. Es war so angenehm, hier zu spazieren. Die Freundin an der Seite, die Sonne am Himmel, was will man mehr? Es war nun jedoch so, dass sich die meisten Gespräche und Diskussionen in dieser Zeit fast ausnahmslos um das Thema Diabetes drehten. Ich kann Ihnen nicht sagen, warum das in einer Klinik für Diabetiker immer so ist, ich kann Ihnen nur sagen, dass es so ist. Diabetes am Morgen, am Mittag, am Abend, immer das eine süße Thema.

Wir überlegten nun, was wir den einzelnen Teilnehmern als Abschiedsgeschenk überreichen konnten. Versuchen Sie einmal, so etwas zu machen, ohne den anderen etwas zu verraten. In jedem Moment müssen Sie darauf aufpassen, was Sie sagen und im selben Augenblick müssen Sie alles registrieren, was die anderen sagen, um weitere Informationen zu bekommen.

Aber irgendwie schafften wir es, alle Zutaten für unsere Überraschung zusammen zu bekommen. Nun hatten wir nur noch die Aufgabe, einen Platz zu finden, an dem wir uns versammeln konnten. Es sollte schon außerhalb der Klinik sein, die in der Klinik vorhandene Cafeteria wurde auch von den anderen Patienten benutzt.

Etwas abseits der Klinik gab es ein kleines Lokal, in dem wir einen Tisch reservierten. Der Wirt freute sich sicher, denn auf einen Schlag mal eben fünfzehn Gäste, das bedeutet auch einen entsprechenden Umsatz. So, zwei Probleme konnten endlich unter der Rubrik „Erledigt" abgelegt werden, jetzt stand noch die Frage offen, alle Teilnehmer davon zu überzeugen, sich an eben diesem Abend in eben diesem Restaurant zu eben der vereinbarten Zeit zu treffen. Es gelang uns jedenfalls, auch dieses Problem vom Tisch zu bekommen.

Zwei oder drei Abende vor dem Ende des Trainings saßen wir also zusammen in dem Restaurant, stießen an, wünschten uns gegenseitig alles Gute. Wir haben viel gelacht an diesem Abend. Irgendwann mittendrin standen meine Freundin und ich auf, baten um die Aufmerksamkeit der anderen und erklärten ihnen den Grund, weshalb wir uns an diesem Abend in der Gaststätte versammelt hatten. Aus einer Tasche entnahmen wir die einzelnen Geschenke. Sie kennen das Spiel sicher auch, in dem man Bezeichnungen für einen Gegenstand benutzt, die eindeutig zweideutig sind. So wird eben aus einem Schreibblock und einem Kugelschreiber eine Reiseschreibmaschine Marke Eigenbau. Von einem Patienten wussten wir, dass er gern Wein trank, und so bekam er ein „Notfallset", in dem in einer kleinen Kiste drei Flaschen mit unterschiedlichen Weinen lagen.

Unter den Teilnehmern an der Trainingsmaßnahme war auch ein älteres Ehepaar, seit mehr als dreißig Jahren verheiratet. Was verdammt noch mal schenkt man nun einem Ehepaar, das sich schon so lange kennt? Über diesem Problem haben wir lange gebrütet, bis wir eher durch Zufall in der Kaufhalle auf den richtigen Gedanken kamen. Ein Paar sind immer zwei Dinge, zwei Menschen, zwei Strümpfe, zwei Schuhe, was auch immer, ein Paar waren zwei, sind zwei und werden immer zwei bleiben. Und in der Kaufhalle fanden wir beim Suchen ein Fertiggericht in einer Dose, die größer war als die anderen, die auch eine angenehmere Form hatte, die eher wie ein Fass aussah. Und schon wussten wir, was das Ehepaar von uns bekommen würde: Ein Dinner for two.

Am Ende des Abends hatten alle ihre Geschenke, nur meine Freundin und ich, wir saßen ohne da. Wie auch? Wie soll man sich selbst etwas schenken?

Unseren Schulungsleitern überreichten wir auch Geschenke, die auf die Person bezogen waren. Der Oberarzt zum Beispiel aß wahnsinnig gern und viel Obst. Immer sahen wir ihn mit einem Apfel oder einer Orange in der Hand durch die Klinik laufen, was lag also näher, als ihm ein „Obstschalenset" zu geben. Sicher, es war ein wenig gemein von uns, gebe ich zu, und wir haben uns den Blutzucker auch ein wenig versaut an dem Tag. Essen Sie doch einmal am frühen Morgen, noch vor dem eigentlichen Frühstück, sechs Äpfel und eine Orange! Zum Frühstück dann haben wir nur recht wenig essen können, aber wir bekamen eine wunderbare Überraschung. Die anderen Teilnehmer in der Trainingsgruppe hatten zusammen gelegt und machten uns nun ihrerseits ein Geschenk. Meiner Freundin überreichten sie ein wirklich wunderschönes Arrangement aus Trockenblumen in einem dunkel gebeizten Holzrahmen, ich bekam ein Kosmetikset für Männer in Form eines Motorrades.

„Die jungen Leute haben es noch nicht verlernt", sagten sie uns.

Der Oberarzt war ein wenig enttäuscht über sein Geschenk, und dabei hatten wir uns solche Mühe gegeben, die Äpfel so zu schälen, dass die Schale in einem Strang blieb. Und das sechs Mal. Die Orange habe ich sternförmig geschält. Und so haben wir also die Schalen auf einem Teller aus der Klinik angerichtet und ihm gegeben. Nun ja, der Bringer war es nicht, aber lustig war es. Unsere Psychologin konnte keinen Kaffee kochen, und das selbst mit einer Kaffeemaschine nicht. Und so bekam sie zum Trainieren einen Handfilter nebst einigen anderen Utensilien zum Kaffeekochen. Dazu einen kleinen Spruch von Mark Twain. Alles in allem war es eine gelungene Sache.

Ich kann nicht sagen, ob meine Exfreundin das Blumengesteck noch hat, das Motorrad habe ich nicht mehr.

Winterspaziergang

Unser aller und alter Freund Johann Wolfgang von Goethe schrieb einst in seinem Gedicht „Osterspaziergang":

„Vom Eise befreit sind Strom und Bäche durch des Frühlings holden, befreienden Blick ...".

Keine Angst, Sie werden nun keine neue Interpretation eines alten Themas zum Lesen bekommen. Ich mochte den alten Herrn, und Kritiker und Literaturliebhaber mögen mir nun verzeihen, schon zu meinen Schulzeiten nicht, und die sind schon ein wenig länger her, so ungefähr drei Jahrzehnte, möchte ich behaupten.

Ich weiß nicht mehr, wann ich sie kennen lernte, ich weiß nur noch, wie es geschah. Eine schmerzhafte Erinnerung, im wahrsten Sinne des Wortes.

Ich saß damals mal wieder in der Dorfgaststätte, an einem der Tische im hinteren Teil, hatte einen Kaffee vor mir auf der Decke und rauchte in aller Ruhe meine Zigarette. Zur damaligen Zeit habe ich Streichhölzer benutzt und die benutzten Hölzchen wieder eingesammelt, ich wollte daraus das Modell eines Schiffes bauen. Dazu benötigte ich Unmengen von Streichhölzern, wie wohl jeder weiß, der so etwas schon einmal versucht hat. Und so bat ich auch andere Patienten, mir die von ihnen benutzten Streichhölzer zu geben.

Am Nachbartisch saßen zwei weitere andere Patienten, eine junge Frau und ein junger Mann, die eine Station unter der meinen ihre Zimmer hatten. Sie unterhielten sich angeregt, und dabei rauchten sie. Nein, sie waren kein Pärchen, sondern nur befreundet. Der Mann ging bald darauf wieder zurück in die Klinik und die junge Frau setzte sich zu mir.

Wir kamen ins Gespräch, sie wollte an diesem Tag einfach nicht allein sein. Bei ihr war irgendetwas daneben gegangen, wie sie mir erzählte, und sie wollte mit den Sorgen und Problemen nicht allein sein, dasitzen und nur darüber nachdenken, sie wollte sich einfach nur unterhalten und etwas Ablenkung bekommen. Ich sagte einen der damals von allen und gerade von jungen Leuten oft benutzten Sprüche, die genau so schnell aufkamen wie sie wieder verschwanden.

„Da musst du durch, wenn du Indianer werden willst."

Noch ehe ich den Satz beendet hatte, spürte ich ihre Hand in meinem Gesicht. Sie hatte mir eine Ohrfeige verpasst, die sich gewaschen hatte. In ihrer Heimatstadt war sie im örtlichen Indianerverein, sie war Freizeitindianer mit Leib und Seele. Oft zerbröselte sie Zigaretten im Ascher und entzündete dann den Tabak. Sie erklärte mir einmal, dass sie ein Tabakopfer bringen würde. Nein, ich kann Ihnen nicht sagen, welchem Stamm sie sich zugehörig fühlte, ich habe es vergessen, sie aber nahm die Sache sehr ernst.

So lernten wir uns kennen und schätzen. Noch heute haben wir gelegentlichen Kontakt im Internet, nicht mehr so oft und nicht mehr so regelmäßig wie früher, aber wir stehen noch in Kontakt.

Eines Tages ergab es sich, dass wir beide Lust auf einen Spaziergang hatten, Lust darauf, den Nachmittag einfach auf sinnvollere Art und Weise zu verbringen als in der Kneipe zu sitzen und sinnlos den Reichtum anderer Leute zu mehren.

Ein Spaziergang ist nun an sich sicher keine wirklich aufregende Sache, wie jeder weiß, der schon einmal einen gemacht hat. Wenn Sie nun aber mit einbeziehen, dass es damals Winter war und der Schnee in dicken Flocken vom Himmel fiel, gemischt mit viel Wasser, wenn Sie überlegen, dass der Schnee im und um den Ort herum schon etwa dreißig bis fünfzig Zentimeter hoch lag, dann bekommt das Wort Spaziergang eine ganz andere Bedeutung.

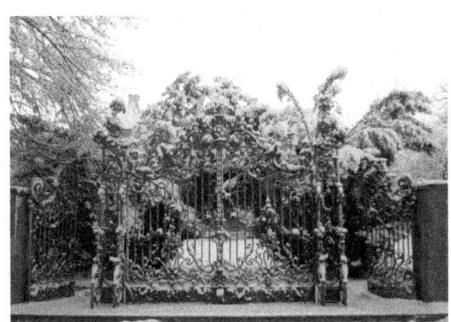

Tor zum Schloss Karlsburg, © Elisa Heymann

Okay, ich habe mich also in meinen Winteranzug geworfen, den ich erst kurz vor dem Klinikaufenthalt erhalten hatte. Ein dick gefütterter Overall mit einer wasserabweisenden Oberfläche, wie auf der Verpackung zu lesen war. Dazu dann die dicken Winterstiefel und es konnte losgehen.

Das Wetter lud nicht wirklich zu einem Spaziergang ein. Dicke, schwere Flocken fielen aus den Wolken, die in niedriger Höhe am Himmel dahin zogen. Nein, es waren im Grunde genommen keine Flocken, das waren viel mehr schon winzig kleine Schneebälle, der Schnee war gemischt mit viel Wasser. Die weißen Gebilde klatschten hörbar auf unsere Bekleidung. Dennoch, wir haben uns nicht beirren lassen und stapften in guter Laune los. Solange wir uns auf den geräumten Straßen bewegten, solange kamen wir auch noch gut voran. Als wir dann aber in den Wald abbogen, wurde es schwieriger. Kein Weg war gebahnt, der Schnee lag fast jungfräulich vor uns, keine menschlichen Spuren waren zu sehen. Nur die Reste von Tierfährten waren noch zu sehen, teilweise überdeckt vom neuen Schnee, der ohne Unterbrechung vom Himmel fiel. Und der war tief, der war nass und der war schwer. Der Schnee schluckte den Straßenlärm, er lag weiß zu unseren Füßen, es war trotz allem ein recht schöner Nachmittag.

Die Situation erinnerte mich an ein Weihnachtfest, das ich als Kind erleben durfte. Während meine Mutter zu Hause all die Vorbereitungen traf, die man am Heiligen Abend trifft, sind wir Kinder mit unserem Vater durch die

Straßen unseres winterlichen Dorfes gelaufen. Der Schnee knirschte unter den Sohlen unserer Stiefel. Es war schon dunkel und in den Lichtkegeln der Straßenlaternen tanzten Schneeflocken im leichten Wind. In den Fenstern am Straßenrand leuchteten Schwippbögen und Weihnachtspyramiden und tauchten die unmittelbare Umgebung in ein weiches, wärmendes Licht. Auf den Straßen war niemand mehr unterwegs, es fuhren keine Autos, alles atmete nur Ruhe und Frieden, den Frieden des Heiligen Abends. Diesen Frieden, den man sonst nirgendwo findet. Wir Kinder waren froh gelaunt, lachten, tobten herum und freuten uns auf die Zeit unter dem Weihnachtsbaum. In der warmen Stube sitzen, heißen Tee trinken, der Geruch von Räucherkerzen und Fichtennadeln liegt im Raum, die Lichter sind entzündet, der Baum strahlt in fröhlichen Farben, weihnachtliche Musik, auf dem Tisch Nüsse, Weihnachtsgebäck und jede Menge Süßkram.

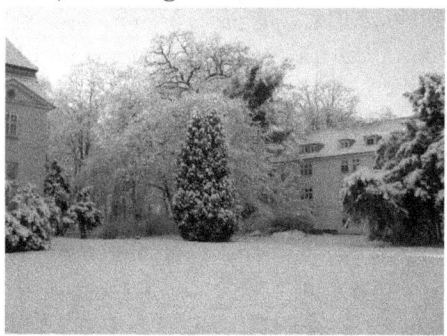

Karlsburg im Winter , © Elisa Heymann

Das Einzige, was meine Erinnerungen an Weihnachten und den Spaziergang im zeitigen Frühjahr miteinander verband, waren der Schnee und unsere fröhliche Stimmung an diesem Nachmittag.

Wir lachten viel, schüttelten uns mehr als nur einmal den Schnee von den Haaren, der uns von den Ästen der Bäume auf den Kopf gefallen war oder den wir uns gegenseitig zuwarfen. Es war Winter und wir waren jung.

Nach einiger Zeit, es müssen mehrere Stunden gewesen sein, haben wir uns auf den Rückweg gemacht, bei dem wir aber die Straße benutzten, auch, um schneller aus der nassen Kälte des Nachmittages zu kommen.

Meine Begleiterin war auf den Gedanken gekommen, dass wir uns unter der Dusche wieder aufwärmen könnten. Tja, tut mir Leid, Sie schon wieder enttäuschen zu müssen, aber es gibt auch an dieser Stelle keine erotischen Sachen zu berichten. Wir standen in zwei getrennten Kabinen unter zwei Duschen, ließen uns das Wasser über die ausgekühlten Körper laufen und unterhielten uns dabei über alle mögliche Belange zum Thema Diabetes. Sie war Apothekerin, wollte demnächst ein Fachstudium zur Pharmazeutin beginnen, in einer Stadt, die gar nicht so weit von meinem damaligen Zuhause entfernt lag und in der ich meinen Arbeitsplatz hatte. Ich freute mich schon auf die Zeiten, in denen wir uns nach Arbeit und dem Studientag vielleicht einmal treffen und weiter unterhalten konnten.

Aber vorerst standen wir unter den Duschen, wärmten uns, scherzten dabei. Es war ein geniales Gefühl, sage ich Ihnen. Einfach mit einer Frau unter der Dusche stehen, okay, unter zwei Duschen stehen, eine Wand zwischen den Körpern.

Nach dem Duschen gingen wir auf unsere Stationen, in die Zimmer, die wir dort hatten. Ich habe mich schnell auf mein Bett gelegt, in die Wolldecke gekuschelt, lauschte dort dem Klang der Musik, die ich mir von zu Hause mitgebracht hatte, las dazu eines der Bücher, die auf meinem Nachttisch lagen und dachte über das nach, was an diesem Nachmittag passiert war.

Bis zum Abendessen war nicht mehr viel Zeit, es war noch immer kalt und noch immer schneite es in dicken Flocken, in den Lichtkegeln der Laternen tanzten sie im leichten Wind und verbreiteten einen Hauch von Frieden.

Schnee, allerbeste Qualität

Bleiben wir doch ein wenig beim Thema Winter. Mag er auch schön sein, so ist er doch auch kalt. Die einen freut es, wenn draußen alles unter einer dicken, weichen Schicht begraben liegt, andere dagegen hassen diese schöne, weiße Pracht wie der Teufel das Weihwasser. Man kann es wirklich keinem Recht machen, wie wohl jeder von uns weiß. Nun, es soll sogar Menschen geben, die sich an einen langen und strengen Winter gewöhnt haben, denken Sie an die Leute in Sibirien, oder die Menschen auf Hokkaido in Japan. Ich habe während der Zeit, die ich nun schon in Japan bin, nicht so wirklich viel Schnee sehen können. Im letzten Winter hat es hier in Tokyo sogar dreimal geschneit. Weil wir hier aber selbst im Februar, dem kältesten Monat des Jahres, noch Plusgrade haben, blieb davon nicht viel liegen. Andere haben im ganzen Leben noch keinen Schnee gesehen, schauen Sie nach Afrika, da werden Sie sicher nur im äußersten Süden vielleicht ein wenig von dem weißen Zeug finden.

Und das sind dann solche Gelegenheiten, in denen man sich gern an alte Zeiten erinnert, Zeiten, in denen sich all das vereinigte, was ich oben beschrieben habe: Fluch und Freude.

Viele von Ihnen werden sich noch an den Winter 1978/1979 erinnern, in dem sowohl die alte Bundesrepublik Deutschland als auch die DDR unter dem härtesten Winter litten, den man bis dahin aufgezeichnet hatte. Schnee, Schnee und, aller guten Dinge sind drei, Schnee.

Ich war in Karlsburg. Ich war jung, ich war noch ein Kind. Aber, ich habe den Winter genossen, es war eine aufregende Zeit für mich.

Ich habe schon so oft von Karlsburg gesprochen, da sollte ich Ihnen nun einmal den Ort etwas genauer vorstellen.

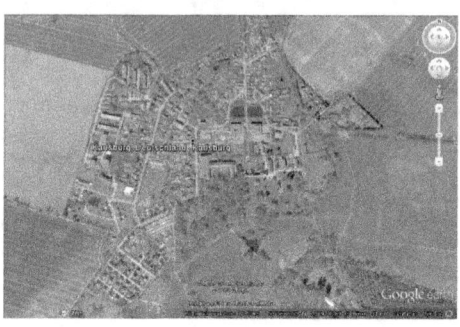

Abb. 3 Karlsburg von oben, © Google Earth, in der Mitte das ehemalige Schloss, heute Klinikum Karlsburg

Karlsburg liegt im Norden des Ostens Deutschlands, im heutigen Bundesland Mecklenburg-Vorpommern, einst der Bezirk Rostock. Sie finden ihn etwa in der Mitte der Strecke zwischen den Städten Anklam im Süden und Greifswald im Norden, der Stadt Wolgast im Osten und der Gemeinde Züssow im Westen. Mitten in der Landschaft, weit weg von Wohnhäusern oder Ähnlichem, kreuzen sich dort zwei Landstraßen. Biegen Sie jetzt an der Kreuzung in Richtung Süden oder, wenn Ihnen Ortsnamen lieber sind, in Richtung Anklam und Pasewalk ab, müssen Sie etwas später noch ein Eisenbahngleis überqueren und werden dann in etwa zwei Kilometer Entfernung den Ort finden.

Karlsburg ist ein kleines, beschauliches Dörfchen mit aktuell rund 1500 Einwohnern. Zu der Zeit, die ich dort verbracht habe, gab es direkt vorm Gelände des ZID (Zentralinstitut für Diabetes) eine kleine Dienststelle der Post, hinter den beiden Dorfteichen eine Gaststätte, im Neubaugebiet, dem neueren Teil des Dorfes, entstanden wegen dem ZID, eine Kaufhalle, in einer kleinen Wohnung eine Dienststelle der Sparkasse, einen Kindergarten und eine Schule, es gab einen Sportverein und es gab – unendlich viel Ruhe. Man sollte dazu auch wissen, dass fast das ganze Leben des Dorfes von nur einer Einrichtung abhing, dem

Zentralinstitut für Diabetes. Wenn Sie in der Literatur suchen, werden Sie früher oder später auf ein Werk mit dem Titel „Ein Dorf und sein Institut"[5] stoßen. Genau so sollten Sie es auch betrachten.

Dennoch, in dem Dorf wurde gelebt, gelacht, geliebt, und gestorben. Auf den Straßen tobten die Kinder, Jugendliche pubertierten, alte Menschen schlurften die Fußwege entlang, Mütter schoben die Kinderwägen vor sich her, das Leben eben, das ganz normale Leben.

Um den Ort herum gab es weite Felder und Weiden, daneben auch tiefe Wälder voller Nadelbäume, die zum größten Teil in Reih und Glied standen und davon Zeugnis ablegten, dass die Wälder nicht auf natürlichen Wege entstanden waren.

Der nächste größere Ort lag drei, vier Kilometer entfernt, und war außer über die Landstraße mit ihren Umwegen nur auf schmalen Feldwegen zu erreichen. Die nächste Stadt, Wolgast, liegt dreizehn Kilometer entfernt, wie ich Ihnen ja schon gesagt habe.

Warum ich Ihnen das alles so genau beschreibe? Es war Winter, es war der Winter 1978/1979, der kälteste, den ich bislang erlebt habe.

Zuerst war es ja nur lustig. Ich meine, es gab meterhohen Schnee, einfach nur weißes Pulver, das vom Himmel fiel und dann auf der Erde, den Häusern und den Bäumen liegen blieb. Wir hatten Temperaturen weit unter zwanzig Grad Minus, und das sogar tagsüber. Es war bitter kalt. Aber wir hatten auch unsere dicken Wintersachen. Ich habe seitdem nie wieder so einen Winter erlebt. Strahlender Sonnenschein, aber eine bittere, klirrende Kälte, die selbst in die dicksten Sachen kroch, sollte man sich nicht bewegen.

Der Weg in den Speisesaal war immer eine Erlebnisreise. Wir sahen nichts als weiße Wände, die doch eigentlich nur aus Wasser bestanden. Die Mitarbeiter des Zentralinstitutes für Diabetes haben die wichtigsten Wege auf dem

Gelände mit Schaufeln freigelegt, so dass man sie einigermaßen benutzen konnte. Uns Kindern war es egal, wer den Weg gebahnt hatte, uns war es auch egal, wie kalt es war. Zumindest am Anfang. Aber bald kroch die Kälte auch in die Gebäude. Die Heizung in den Zimmern lief auf Volllast und dennoch, die eisigen Hände des Frostes griffen durch die Betonwände der Klinik, in der ich auch mein Quartier hatte.

Selbst die Ostsee war zugefroren, an den Stränden türmten sich Eisschollen meterhoch, für Schiffe gab es keine Chance auf ein Durchkommen, die Menschen auf den Inseln der DDR hatten weitaus größere Probleme als wir Kinder, die wir in der relativ sicheren Klinik waren.

Interessant wurde es dann, als die ersten Panzerfahrzeuge der Nationalen Volksarmee, wie man die Streitkräfte der DDR offiziell nannte, auftauchten und mit ihrer Kraft auch die Landstraßen freimachten, damit Versorgungsfahrzeuge endlich den Weg zu ihren Zielen finden konnten. Immer das Gleiche auf dem Teller wird mit der Zeit auch langweilig. Eines schönen Tages landete auf dem Dach der Klinik auch ein Hubschrauber und einige Soldaten luden große Kisten aus, die schnell im Kliniklager verschwanden. Ich weiß nicht, was in den Kisten gewesen ist, ich vermute einmal, es handelte sich dabei um dringend benötigte Medikamente, denn langsam wurde auch das Insulin knapp.

In unseren Zimmern sah es wüst aus, wie ich zugeben muss. Jeder freie Platz war zugehängt mit den Sachen, die wir im Freien angezogen hatten, damit sie wieder einigermaßen trocknen konnten. Es roch ein wenig befremdlich, aber okay, es war eine außergewöhnliche Zeit. Und außergewöhnliche Zeiten erfordern eben auch außergewöhnliche Maßnahmen.

Wir haben damals oft und lange in unserem Gruppenzimmer zusammen gehockt, haben ferngesehen, gespielt, gelernt oder einfach nur miteinander gequatscht. Einer unserer Mitpatientinnen war es gelungen, sich beim Rodeln einen Arm zu brechen, was natürlich auch immer wieder zu Problemen führte. Aber wir halfen ihr, so gut wir es konnten. Irgendwie hat uns diese Zeit auch zusammen geschweißt, wir rückten enger zusammen, haben uns mehr und intensiver geholfen und unterstützt, mehr auf den anderen geachtet.

Erst viele Jahre später erfuhr ich durch verschiedene Dokumentationen im Fernsehen[6], dass der Winter einer der extremsten war, nicht nur an der Nord- und Ostsee, obwohl es dort wohl am Schlimmsten war. Das ganze Land lag unter den eisigen Temperaturen gefangen, in den Waggons fror die in den Tagebauen geförderte Kohle fest und musste mühsam aus den Waggons gehakt werden. Kohle war der Hauptenergieträger in der DDR.

Wir Kinder bemerkten von den Problemen der Erwachsenen gar nichts, wir hatten unseren Spaß, es war ein neues Abenteuer, eines, das man niemals vergisst.

Die Spuktür in Karlsburg

J eder Mensch hat ein Laster, oder auch mehrere. Der eine trinkt, ein anderer sammelt Briefmarken, was man zwar als Hobby bezeichnet, es ist aber dennoch ein Laster, ich habe zwei: Kaffee und Tabak.

Autsch, ich höre schon wieder ein paar Menschen laut aufschreien:

„Wie kann man denn? Rauchen ist doch, wie alle wissen, schädlich."

Mag ja sein, gebe ich ja zu, aber können Sie eine schöne Briefmarke einfach nur eine schöne Briefmarke sein lassen, wenn Sie ein echter Sammler sind? Sehen Sie, ich sehe das genau so, und ich bin Raucher. Rauchen ist eine Sucht, das weiß ich, es ist nicht gut für mich und auch nicht gut für meine Umwelt, da gebe ich Ihnen sogar Recht. Aber ich komme nicht davon los. Punkt. Ich rauche seit meinem sechzehnten Geburtstag, habe es wohl von meinem Vater übernommen. Ich habe es von meinen Eltern verboten bekommen und es trotzdem gemacht. Meiner ersten Frau passte es gar nicht, ich habe es dennoch getan. Die Ärzte sind dagegen, okay, sollen sie. Es gibt Menschen, die sind gegen Atomkraftwerke, und trotzdem wird Strom noch immer aus der Spaltung von Atomen gewonnen, sogar in Deutschland.

Wie dem auch sei, ich rauchte also damals schon. Zu jener Zeit, in der diese Geschichte spielt, gab es zwar in Deutschland, womit ich die damalige BRD und die damalige DDR zusammenfassend meine, schon die eine oder andere Verordnung zum Thema „Rauchverbot", jedoch waren diese nicht so sinnfrei wie die heutigen. Ich sage es einmal so, ich würde mich in Deutschland nicht gemütlich in ein Café setzen. Warum? Ein Kaffee ohne eine Zigarette ist wie eine Party ohne Drinks, ist wie Krautrouladen ohne Kraut. Man rauchte fast überall, auch im Krankenhaus. Ich bin da ganz bei Ihnen, im Bereich einer medizinischen Einrichtung haben strenge Regelungen zum Rauchverbot sogar einen Sinn, sollen sie doch gerade die anderen Patienten schützen.

Auch in der Klinik gab es zu dem Zeitpunkt einen Bereich, in dem offiziell geraucht werden durfte, dieser war vor dem Klinikgelände ausgewiesen. Aber niemand hielt sich daran. Dennoch kristallisierten sich Bereiche, in denen man sich traf, um zu rauchen, um zu quatschen, auch um Gedanken auszutauschen, um zu diskutieren. Und weil sich die meisten Raucher an diese ungeschriebene Regel hielten, wurde in den anderen Bereichen der Klinik freiwillig nicht geraucht.

Eine inoffizielle Raucherecke fand sich damals vor dem Eingang zu dem Bereich des Gebäudekomplexes mit dem alten Speisesaal. Hier stand ein großer Mülleimer aus Stein, der immer voller Kippen war. Vor dem Essen versammelten sich hier die vielen Raucher, um ihrem Laster zu frönen. Auch nach den Mahlzeiten war dieser Bereich die erste Anlaufstelle.

Ein anderer Bereich lag, wie ich schon sagte, am Eingang des Klinikgeländes. Hier entsorgte man auch die Kippen, wenn man aus dem Ort kam und auf das Klinikgelände wollte. Auch am hinteren Eingang der Klinik stand ein immer wohl gefüllter Mülleimer.

Die meistbesuchte Raucherecke befand sich links am alten Bettenhaus. Hier bildete das Gebäude eine Einbuchtung, in die wenig Licht fiel und die einigermaßen vor dem stetig wehenden Wind geschützt war. Die eine Seite der Wand hatte keine Fenster, in der anderen Seite gab es eine breite Tür, die man blaugrau gestrichen hatte. Die untere Kante befand sich etwa einen Meter über dem Betonboden.

Weil keiner wusste, was genau sich hinter der Tür befand, kursierten einige Gerüchte unter den Patienten, die sich, wie jedes gute Gerücht, seit Generationen hielten und von einer Gruppe Patienten zur nächsten weitergegeben wurden. Eines der langlebigsten Gerüchte berichtete davon, dass sich hinter der Tür eine Leichenhalle befand, in der man die Verstorbenen solange aufbahrte, bis sie von einem Bestattungsunternehmen abgeholt wurden. Ob es wirklich so war, ich kann die Frage nicht beantworten. Ich war oft in der Klinik und habe dabei sicher so einige Tage auf der Raucherinsel verbracht, nimmt man die einzelnen Minuten zusammen, aber nicht ein einziges Mal habe ich dort einen Leichenwagen gesehen. In diesem Bereich sah ich niemals irgendein Fahrzeug stehen, um es vorweg zu nehmen.

Es war wieder einmal einer dieser dunklen Abende. Ich stand in der Raucherecke, zusammen mit einigen anderen Patienten, und wir rauchten. Was macht man sonst in einer Raucherecke? Mit einigen der jungen Leute, die hier standen, teilte ich mir die Station und wir hatten uns im Laufe der Zeit recht gut zusammen gerauft. Zwei der jungen Leute hatten sich zu einem Paar in der Klinik gefunden, ein anderes war schon verheiratet in der Klinik angekommen, wir waren schon eine tolle Truppe.

An diesem Abend wehte ein recht starker Wind, der uns dazu zwang, uns weiter in die Ecke des Hauses zu verkriechen als normalerweise. Wir standen also dort in der Ecke, wir lachten, wir rauchten, sprachen über Dinge, die anstanden, ein Mitpatient erzählte von Ereignissen aus seinem Hobby.

Mit einem nervenaufreibenden Quietschen öffnete sich auf einmal hinter uns die breite Tür zu dem Raum, von dem wir nicht wussten, wofür er benutzt wurde, einen Spalt breit. Es waren sicher nicht mehr als nur ein paar Zentimeter, aber schon das Geräusch, mit dem dies geschah, versetzte uns alle in regelrechte Panik. Ja, auch uns

Mitglieder des angeblich so starken Geschlechts, wie ich zugeben muss. Ich meine, stellen Sie sich das einmal vor: Sie stehen im Dunkeln vor einer Tür, über die Sie nur gerüchteweise wissen, dass sie zu einem Raum zu gehören scheint, in dem sich die eher weniger angenehme Dinge ereignen. Alle vermuteten, dass sich eine Leichenhalle hinter der Tür befand, keiner wusste es.

Und nun geht diese Tür auf, während wir davor standen. Es ist, als ob Sie in einem Horrorfilm mitspielen. Wir rechneten im ersten Moment wirklich damit, dass wir aus dem Raum heraus eine schrille Stimme hören würden oder eine Person aus dem Raum kommt, in einem schneeweißen Gewand, in der Hand eine Kerze.

Wir haben uns also schnellstens aus dem dunklen Bereich entfernt. Es hat lange gedauert, bis wir uns wieder so weit beruhigt hatten, dass wir die ganze Angelegenheit wieder mit rationalem Blick betrachten konnten. Der Schreck saß uns tief in den Knochen, wie wir uns später immer wieder einander offen und ehrlich eingestanden haben.

An diesem Abend jedenfalls haben wir uns eine andere Ecke zum Rauchen gesucht und es war uns dabei vollkommen egal, ob wir mehr im Licht standen oder ob uns der Wind kräftiger um die Nase wehte als in der gewohnten Ecke, aber nun ja, auch irrationale Ängste sind Ängste.

Auch wenn man weiß, dass es nichts als Gerüchte sind, die man über verschlossene Türen und die Räume dahinter gehört hat, unsere Handlungen werden von ihnen mehr beeinflusst als wir uns selbst eingestehen wollen.

Grün steht mir nicht

Wenn einer eine Reise macht, dann kann er etwas erzählen, so sagt man im Volksmund. Und was ist, wenn einer zwei oder mehr Reisen macht? Dann kann er mehr erzählen, oder nicht? Ich könnte Ihnen viele kleine Dinge erzählen, die mir auf meinen Reisen so passiert sind, aber ich will Sie nicht wirklich langweilen.

Nein, wir wenden uns nach Putbus, einer Stadt auf der Insel Rügen, in der es zu DDR-Zeiten in einer Internatsschule für diabetische Kinder und Jugendliche immer in den ersten Wochen der Sommerferien ein Ferienlager für Diabetiker gab. Ich war mehrmals in diesem Ferienlager, es waren immer schöne Wochen, ich habe von dort sehr viele schöne Erinnerungen mit auf die anderen Reisen in meinem Leben genommen.

Ich kann nicht sagen, in welchem Jahr es war. Auf unserem Plan stand ein Tagesausflug auf die Insel Hiddensee, einer der drei Inseln der DDR. Hiddensee selbst hat die Form eines Gehstockes und liegt nordwestlich der Insel Rügen, auf der sich auch das Ferienlager befand. Nach Hiddensee kommen Sie nur mit einem Schiff. Ein eigenartiger, manchmal negativer Nebeneffekt von Inseln ist es, dass sie komplett von Wasser umgeben sind. Manchmal gibt es Brücken, aber von Rügen bis Hiddensee eine Brücke bauen, ich glaube, das würden selbst die Japaner nicht angehen, die Entfernung ist dafür einfach zu groß. Immerhin, mit einem Schiff ist man mehrere Stunden unterwegs. Das Dumme an dem Tagesausflug war nun aber, dass die Busse und das Schiff zwar schon gebucht waren, man aber vergessen hatte, das auch dem Wetter mitzuteilen. Dieses bescherte uns einen verregneten und verdammt windigen Tag. Was nun? Also, alle etwas Regenfestes anziehen und dann zuerst in die Busse, dann auf den Kahn und los geht es.

An diesem Tag hatte ich mich entschieden, den grasgrünen Anzug anzuziehen, den ich von meinen Verwandten aus Berlin bekommen hatte. Nein, nicht etwa Prenzlauer Berg oder einem anderem ostdeutschen Stadtbezirk, nein, der Anzug kam aus Neuköln, einem Westberliner Stadtteil.

Solange wir noch im Bus saßen, war auch alles in fast perfekter Ordnung. Interessant wurde es dann erst auf dem Schiff, das uns nach Hiddensee brachte. Unsere Fahrt begann im Hafen von Lietzow, einem Ort an der Westküste Rügens. An den Ort selbst kann ich mich nicht mehr erinnern, die Reise war viel interessanter.

Stellen Sie sich das einmal vor: Es goss in Strömen, wir hatten eine ordentliche, steife Brise, wie die Norddeutschen sagen würden, der Kapitän des Schiffs nannte es Windstärke fünf bis sechs. Die Wellen gingen drei, vier Meter hoch, das Schiff bockte und zuckte wie wild. Aber wir saßen ja unter Deck, schön im Warmen und Trockenen. Nun gut, wenigstens schienen unsere Betreuer Erfahrungen mit solchen Überfahrten zu haben, denn sie brachten Unmengen von Tüten zum Vorschein, die auch recht häufig benutzt wurden, gerade von den weiblichen Mitgliedern unter den Reiseteilnehmern. Ja, Seekrankheit ist nicht zu verachten. Ich will nicht im Geringsten behaupten, dass ich seefest sei, aber auf dieser Fahrt hatte ich keine Probleme mit dem Gleichgewicht. Das kann aber auch daran liegen, dass sich zwar meine Ohren mit dem Schiff auf und ab bewegten, die Augen jedoch stets am Horizont irgendeine Küste als Bezugspunkt hatten. Das Dilemma der inneren Abstimmung zwischen Auge und Gleichgewichtsorgan ist so nicht aufgetreten, zumindest bei mir nicht. Langweilig war mir. Ich war schon oben beim Kapitän des Fährschiffes, einem netten, grauhaarigen Mann, der unsere wahrscheinlich oftmals mehr als sinnlosen Fragen mit jener stoischen Ruhe beantwortete, die nur durch lange Erfahrungen mit Touristen wie uns zu erreichen ist. Was sollte ich also machen? Warum nicht einmal zum Bug des Schiffes gehen, also dem vorderen Teil eines Schiffes? Das bisschen Regen und das bisschen Wind können einem echten Jungen vom Lande wie mir doch keine Angst machen!

Wir hatten die schützende Bucht verlassen und fuhren nun auf dem kleinen Stück offene Ostsee, das zwischen den Inseln Rügen und Hiddensee liegt. Die Wellen waren hier deutlich höher als in der Bucht. Das Schiff schaukelte stärker, die Gischt schlug weiter auf das Schiff hinauf, aber es war ein Moment, den man einfach draußen genießen musste.

Ich ging also zum Bug, hielt mich ordentlich fest und sah mir die See an, die Wellen, auf deren Kämmen weißer Schaum zu sehen war. Ich drehte dem Meer den Rücken zu, schaute zu den Aufbauten des Schiffes, erkannte den Kapitän hinter der kleinen Scheibe des Fensters, der mir durch Handzeichen zu verstehen geben wollte, ich solle mich wieder nach unten begeben. Er sah sie kommen, die Welle, er ahnte, was gleich passieren würde, und ich verstand ihn nicht, stand einfach nur an der Reling. Und dann passierte es! Eine Welle, etwas mehr als doppelt so hoch wie die anderen, traf das Schiff, sprühte auf und ich stand im Regen, einem Regen aus dem Wasser der Ostsee. Ich war klatschnass bis auf die Haut. Schnell wieder unter Deck und erst einmal trocken rubbeln lassen. Meinen grünen Anzug habe ich mir an diesem Tag versaut. Ich sagte ja schon, grün steht mir nicht.

Viele Jahre später, kurz nach der Wiedervereinigung, war ich mit meinem Freund in Richtung Karlsburg unterwegs. Wir fuhren diesmal mit seinem Auto. Da wir aus verschiedenen Orten kamen, trafen wir uns in Dessau, wie die Stadt damals noch hieß, vor dem Bahnhof. Das Gepäck einladen, in aller Ruhe noch eine Zigarette rauchen und dann ab die Post. Mein Freund war und ist ein guter Autofahrer. Ich weiß nicht, ob er die Marke von einer Million Fahrkilometer schon geknackt hat, aber viel dürfte nicht mehr fehlen.

Wir düsten zuerst über die Autobahn, immer nordwärts, Karlsburg liegt in der Nähe der Ostsee. Hinter Berlin haben wir in Oranienburg die Autobahn verlassen und erst mal an einer Tankstelle Rast gemacht. So knappe drei Stunden am Stück nur über die Autobahn jagen war und ist nicht leicht. Die Konzentration lässt schnell nach, darf es aber nicht.

An der Tankstelle im Norden von Oranienburg haben wir ein paar Liter in den Tank, Kaffee in unsere und Rückstände des Stoffwechsels aus unseren Körpern laufen lassen. Ein wenig Bewegung, und dann ging es weiter auf der E251, der Straße, die uns mit jedem Kilometer unserem Ziel näher brachte.

Die Gegend war abwechslungsreich, wir durchquerten viele kleinere und größere Orte, sahen kleine, gepflegte Dörfer, die zu besuchen sich gelohnt hätte, nur hatten wir keine Zeit, aber ein noch immer weit entferntes Ziel. Ja, der Norden des Ostens Deutschlands ist ein hübscher Flecken Erde. Auf dem hier vorhandenen vorwiegend sandigen Boden wachsen Kiefern besonders gut. Überall sahen wir sie, und es war ein wirklich angenehmer Anblick.

Wir donnerten also mit knappen einhundert Stundenkilometern auf der Landstraße durch die Gegend, immer gen Norden. Kein Thema, wir kannten den vor uns liegenden Weg, benutzten die Straße nicht zum ersten Mal. Routiniert steuerte mein Freund den Wagen, eine Hand am Lenkrad, den anderen Arm locker mit dem Ellenbogen im Fensterrahmen abgestützt, immer bereit, zum Lenkrad zu greifen.

Unser Gespräch war langsam eingeschlafen, die wichtigsten Neuigkeiten längst ausgetauscht. Im Moment gab es nichts zu sagen.

Vor uns tuckerte ein alter Traktor, der sich mühsam auf der Landstraße vorwärts bewegte. Die Straße war frei, führte eine kleine Anhöhe hinauf, weiter geradeaus und war sehr gut einzusehen.

Mein Freund setzte den Blinker, prüfte noch einmal die Lage und setzte dann zum Überholen an.

Gerade, als wir auf Höhe des Traktors waren, geschah es dann. Auf einmal befand sich auf der Gegenseite ein weißer LKW vor uns auf der Straße. Wo kam der denn so plötzlich her? Der war doch vorher nicht zu sehen gewesen, stand jetzt einfach nur auf der Straße und schien uns den Weg zu versperren. Wer hatte den dahin gestellt? Wo war der Spieler?

„Verdammt, jetzt kracht es aber!", dachte ich und sah mich schon an einem anderen Ort. Und mein Freund? Der drückte das Gaspedal noch einmal richtig durch. War er denn von allen guten Geistern verlassen? Was sollte das? Wieso um alles in der Welt mit noch mehr Wucht in den LKW rasen? Reichten hundert Kilometer in der Stunde denn nicht aus, um sich umzubringen?

Nein, mein Freund hatte in einer Wahnsinnsgeschwindigkeit die Lage analysiert und erkannt, dass er es schaffen könnte, wenn er das Tempo noch um ein paar Stundenkilometer erhöhte. Also mehr Gas.

„Schneller, mach doch, der kommt immer näher. Ich will noch nicht sterben, tu doch was!"

Und mein Freund tat etwas. Er gab Gas, noch mehr Gas, setzte den Blinker rechts, als er den Traktor überholt hatte und schwenkte ein. Nur ein paar Augenblicke später donnerte der LKW, eine Zugmaschine mit einem Containeranhänger, an uns vorbei.

Uff, das war noch einmal gut gegangen. Wenn man nun mein Blut in einem Labor untersucht hätte, würde mich der Arzt nur noch fragen: „Sagen Sie mal, wo kommt denn eigentlich das viele Blut in Ihrem Adrenalin her?"

An der nächstbesten Haltemöglichkeit stoppte mein

Freund das Auto, stieg wortlos aus, ging tief atmend an die Rückseite des Fahrzeuges und stützte sich auf den Deckel des Kofferraumes. Ich tat es ihm gleich, der Schreck und die Angst saßen mir noch immer in den Gliedern. Mein Freund drehte sich um, zog eine Zigarette aus der Schachtel, die in seiner Hemdtasche steckte, zündete sie an und sah in meine Richtung.

„Junge, Junge", meinte er dann. „Das war arschknapp. Nur – Grün steht dir nicht wirklich." Er lachte. Es war ein Lachen, in dem all das steckte, was er im Moment empfand, seine Freude darüber, dass uns nichts passiert war, die Erleichterung, und auch der Adrenalinstoß, den er verspürt haben musste. Dann fügte er hinzu:

„Wechsle mal schnell deine Gesichtsfarbe."

Nach einer Weile fuhren wir weiter, und auf der Strecke bis zum Ziel gab es keine weiteren Zwischenfälle mehr, wir erreichten unser Ziel unbeschadet und am Abend, bei einem kühlen Bier, konnten wir beide über das Erlebte lachen.

Nur zwei Worte

Es gibt ein paar Dinge, auf die ein Diabetiker achten muss. Zum einen auf die Uhrzeit, die Wirkung des Insulins ist leider auch abhängig von der Tageszeit. Zum anderen auf das, was man essen möchte. Eine weitere Bedeutung kommt der Bewegung zu, die man hatte oder haben wird, dem Stress und und und. Sie sehen also, dass es fast keinen Bereich gibt, auf den ein Diabetiker nicht achten und den man als Süßer nicht in die täglichen Berechnungen einbeziehen muss.

Mein Freund prägte einmal den folgenden Satz:

„Wenn ich als Diabetiker alles das nicht machen würde, was ich als Diabetiker nicht machen sollte: nicht essen, nicht trinken, nicht rauchen, nicht b... (hier schlägt das Jugendschutzgesetz zu), dann könnte ich mich gleich in Watte packen und auf den Mond schießen lassen."

In diesem einen Satz steckt all der bittere Zynismus und die tiefe Ironie, die man damals brauchte, um das Leben als Diabetiker zu überstehen.

Ja, das Leben eines Diabetikers war damals nicht einfach und ist es auch heute noch nicht, wenn man ganz ehrlich ist. Trotz wesentlich modernerer Zeiten muss man noch immer auf die vielen kleinen Dinge achten, die tagtäglich passieren, ob man nun will oder nicht.

Man muss noch immer auf die Tageszeit achten.

Warum? Ja, der menschliche Körper ist ein Wunderwerk der Natur, wie ich immer wieder echt erfreut und teilweise erschrocken feststellen darf. Dennoch gibt es ein paar Regeln, die sogar für dieses Wunderwerk gelten. Eine der wichtigsten besagt, dass Insulin zu unterschiedlichen Zeiten unterschiedlich wirkt. Am frühen Morgen zum Beispiel, so zwischen drei Uhr nachts und etwa sechs Uhr morgens, reagiert der Körper am Wenigsten auf Insulin. So verrückt es auch klingt, dabei spielt es keine Rolle, ob man nun so richtig ganz gesund ist oder als Diabetiker geführt wird. Diese abgeschwächte Reaktion ist dadurch bedingt, dass man in dieser Zeit auch andere Hormone in erhöhtem Maße im Blut findet, Hormone, die einem den Start in den Tag ermöglichen sollen. Leider sind diese alle und ausnahmslos als Gegenspieler des Insulins aktenkundig. Gegen Mitternacht jedoch reagiert der Körper stärker auf Insulin als zu allen anderen Tageszeiten. Und so hat jeder Diabetiker, wie aber auch jeder gesunde Mensch, seinen eigenen Biorhythmus. Statistisch gesehen ergibt sich dann ein Mittelmaß pro Stunde, das man dann natürlich auch auf alle anwendet. Ich wette, Ihnen fällt gerade der Spruch mit der Statistik ein:

„Vertraue keiner Statistik, die du nicht selbst gefälscht hast." Oder der andere:

„Steigerung des Wortes Lüge: Notlüge, gemeine Lüge, Statistik."

Mit dem Insulin kommt man als Süßer relativ schnell klar, es gibt ein paar Korrekturfaktoren, mit denen man am Ende nur ausdrückt, wie viele Einheiten Insulin man sich auf eine Broteinheit, also zehn Gramm reine Kohlenhydrate, zu den unterschiedlichen Tageszeiten spritzen muss. Dann noch ein bisschen Mathe, schon hat man ein Ergebnis und weiß, wann man was zu spritzen hat. Ist doch wirklich genial einfach, würde ein Mediziner jetzt sagen.

Viel schlimmer stellt sich das Problem mit dem Essen dar. Es gibt von Natur aus recht wenige Produkte, die nicht die eine oder andere Art von Kohlenhydraten aufweisen. Die meisten Lebensmittel beinhalten sogar mehrere Sorten an Kohlenhydraten.

Halt mal, es gibt verschiedene Kohlenhydrate? Wie jetzt?

Nein, lassen Sie sich nicht verwirren. Es gibt nur drei

verschiedenen Arten von Kohlenhydraten, die sich aus mehreren Arten von Zuckern, die ja die Grundlage aller Kohlenhydrate bilden, zusammensetzen. Das Dumme an der Sache ist aber, dass die unterschiedlichen Arten der Zucker auch unterschiedlich schnell in Glukose umgewandelt werden. Das liegt an den Bindungen in den Zuckern, die erst im Körper aufgebrochen und umgewandelt werden müssen. Aber an der Stelle will ich Sie nicht auch noch mit Chemie oder Biologie langweilen. Ich möchte Ihnen nur noch sagen, dass eben der Zucker in einer Kartoffel etwas anders - vor allen aber ein wenig langsamer - wirkt als der Zucker in einer Cola. Vielleicht hilft Ihnen das nun, einen Diabetiker besser zu verstehen.

Ich weiß heute nicht mehr, wie lange mein Freund und ich uns schon kannten. Es spielt auch keine Rolle. Wie immer, wenn wir im Krankenhaus waren, hatten wir ein großes Problem. Wir waren jung und wir (fr)aßen wie eine Kompanie Bauarbeiter. Wenigstens zu Hause. In der Klinik wurde uns jedoch strikt vorgegeben, wie viel wir wann wovon essen durften. Das waren noch andere Zeiten und obwohl die gleichen Anforderungen galten wie heute noch, erfolgte die Umsetzung dieser Maßgaben eben vollkommen different zur heutigen Zeit. Eine der strengsten Regeln war, dass man nur eine begrenzte Menge Kohlenhydrate essen durfte. Obwohl es damals schon Insulinpumpen gab und wir auch welche trugen, es galten parallel zu den deutlich freieren Richtlinien noch die strengen aus den alten Zeiten der Vorpumpenära.

Als Patienten bekamen wir bei der stationären Aufnahme immer einen kleinen Kostplan, den wir beim Essen stets bei uns haben mussten. Auf diesem kleinen Zettel waren für die Mahlzeiten detaillierte Mengen an Eiweißen, Kohlenhydraten und Fetten vermerkt, die wir regulär essen durften. Sie sollten sich das so vorstellen, dass man sehr stark darauf achtete, dass die Ausgewogenheit zwischen den einzelnen Bestandteilen der Nahrung auch eingehalten wurde. Es war auch notiert, ob man ganz normale Kost oder nur kalorienreduzierte Kost zu sich nehmen durfte. Letzteres galt meist für Patienten, die neben dem Diabetes noch mit Übergewicht zu kämpfen hatten. Diese Kombination trifft sehr oft für Typ-II-Diabetiker zu.

Wir, also mein Freund und ich, haben uns aber schon immer gegen die strenge Regelung gewendet. Ich sagte ja schon, wir waren jung und die Wand, die härter war als unsere Köpfe, die Wand musste erst noch gebaut werden.

Wissen Sie, da bekommt man eine Insulinpumpe, in der ersten Schulung wird einem erklärt, dass man ab jetzt essen kann, wann, was, wo und wie viel man möchte, wenn man nur entsprechend Insulin spritzte. Man solle sich aber trotzdem an feste Zeiten halten. Wir hatten und haben zu jeder Zeit eines Tages unsere eigenen Korrekturfaktoren, will sagen, es gab einen Faktor, mit dem man die Broteinheiten multiplizierte, um auf die Menge an Insulin zu kommen, die man sich für eine Mahlzeit zu spritzen hatte. Dieser Faktor wird für jeden Patienten und für jede Tageszeit individuell ermittelt und gilt somit auch nur für die-

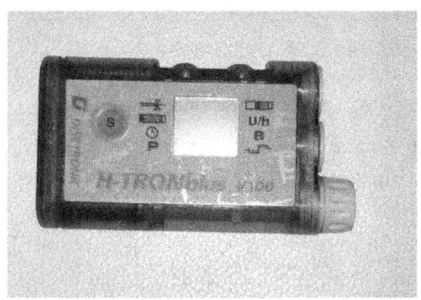

Insulinpumpe H-Ton V100, © Nadine Lehmann

sen Patienten und nur für diese eine Tageszeit. Es dauert lange, bis man alle individuelle Faktoren ermittelt hat. Und, was die Sache noch interessanter macht, ist der Fakt, dass diese Faktoren die üble Angewohnheit haben, sich immer wieder mal zu ändern.

Seit dem Tag, an dem wir unsere Pumpen bekamen, haben wir uns dagegen gewehrt, dass man uns vorschreibt, wie viel wir wann essen durften, oder mussten. Was nutzen einem alle Faktoren, alle Kenntnisse, alles Wissen, wenn man nichts davon anwenden darf?

Es gab immer wieder harte Diskussionen mit den Medizinern. Sie kamen meist genau dann auf, wenn wir den Ärzten zu erklären versuchten, dass wir an einem Tag so und so viel aßen, am nächsten Tag hingegen fast gar nichts, oder auch schon mal das Doppelte. Es gab keine Regelmäßigkeit, es gab nur so etwas Ähnliches wie ein individuelles Verhalten. So, Ihre Hausaufgabe bis nächsten Freitag ist nun: Erklären Sie das einem Arzt!

Wir führten diese Diskussionen mehr als einmal bei jedem Aufenthalt in der Klinik. Es dauerte länger als fünf Jahre, bis wir auf unseren Kostplänen nur noch zwei Worte stehen hatten: „Freie Kost". Mehr als fünf Jahre des Kampfes, mehr als fünf Jahre lang wieder und wieder die gleichen, oftmals sinnlosen Auseinandersetzungen. Mehr als fünf Jahre lang immer das Argumentieren, das Erörtern der bestehenden Gegensätze zwischen Theorie und Praxis. Es ist nicht wirklich ganz so einfach, wie es sich anhört, einem Arzt zu erklären, dass die Ansichten und Meinungen der Fachleute auf der einen Seite zwar logisch, auf der anderen Seite aber so weit von allem praktischen Leben entfernt sind wie die Sonne vom Ende des Universums.

Wir waren heilfroh, als wir dann diese zwei Worte zum ersten Mal auf unseren Kostplänen lesen konnten, die wir mit Stolz geschwellter Brust in den Speisesaal mitnahmen. Als wir einmal zum Vorzeigen der Kostpläne aufgefordert worden, weil wir uns eine Menge an Essen auf die Teller legten, die für zwei Menschen reichte, standen uns die Zeichen eines ironischen Lächelns mitten ins Gesicht geschrieben. Aber wir hatten sie, hatten bekommen, was man uns in den Schulungen beibrachte, aber in der Realität verwehrte: Die Erlaubnis, zu essen, was, wann und wo wir wollten. Freie Kost eben.

Na dann will ich Ihnen nur noch eines wünschen:

Einen guten Appetit!

Handys schmecken blöd

Oder was passieren kann, wenn der Blutzucker zu tief ist

Ich habe Ihnen ja schon mehrmals erklärt, dass die Anzeichen für eine Unterzuckerung, also der Zustand, bei dem zu wenig Glukose im Blut ist, bei jedem Diabetiker anders sein können. Typischerweise erkennt man eine Hypo, wie das Ereignis von einem Diabetiker gern abgekürzt wird, am Zittern der Hände, Schweißausbrüchen und oft auch an einem starken Hungergefühl. Sollte der Zucker weiter nach unten rauschen, dann stellen sich oftmals auch noch Sehstörungen und/oder Sprachprobleme ein. Im allerschlimmsten Fall kommt es zu einer Bewusstlosigkeit, die darin begründet ist, dass das Gehirn seine Arbeit einstellt und dabei seine einzelnen Funktionen eine nach der anderen abschaltet, um die im Blut vorhandene Glukose zur Aufrechterhaltung der lebenswichtigen Funktionen zu benutzen. Ich sage ja immer wieder, ganz schön clever, der menschliche Körper.

Jeder Mensch hat Zucker im Körper, ja, auch Sie. Ein leckeres Eisbein, ein kurz gebratenes Schnitzel, ein dickes Omelett, aus all dem, was wir tagtäglich essen und trinken, kann der menschliche Körper Zucker gewinnen. Den Prozess hier nun zu erläutern, sorry, da verweise ich wieder an die Fachliteratur. Die beste Quelle für Zucker sind jedoch noch immer die Kohlenhydrate, die in den meisten Nahrungsmitteln stecken. Der Körper stellt nach den Mahlzeiten aus Stärke, aus Kohlenhydraten und den verschiedenen Zuckern das her, was er benötigt: die gute alte Glukose, die Sie sicher als Traubenzucker kennen und auch kaufen können.

Das Gehirn ist nun das einzige Organ eines Menschen, das nur mit Glukose arbeiten kann. Alles andere lässt es kalt, es sei denn, es gibt den Befehl, aus Fett oder Eiweiß Zucker zu machen, ein Prozess, der bei Diabetikern nicht gern gesehen ist, da dabei Azeton entstehen kann, ein Gift, das man nun auf gar keinen Fall im Körper haben möchte. Frauen hingegen nutzen Azeton manchmal als Entferner für Nagellack. Die anderen Organe im Körper sind in der Lage, durch biochemische Prozesse auch aus den anderen Energieträgern Glukose zu generieren, aber das Gehirn ist da eisern, es arbeitet nur mit Glukose.

Ja, das Gehirn. Was haben wir dort nicht alles gespeichert? Wir lesen und schreiben, wir erinnern uns an Dinge, die vor langer Zeit geschehen sind, da sind Liedtexte und Melodien gespeichert, dort werden die Prozesse gesteuert, die uns am Leben halten und eigentlich das Leben erst ermöglichen. Der langen Rede kurzer Sinn: Ohne diese drei Pfund im Kopf geht gar nichts.

Nach dieser recht kurzen Einführung möchte ich Ihnen ein paar Begebenheiten schildern, die mir im Laufe meines Lebens mit dem Diabetes passiert sind und ihre Ursache einzig und allein darin haben, dass zu wenig Zucker im Blut war, als sie geschahen. Es ist mehr eine kleine Sammlung von Episoden, die sich, ohne eine Reihenfolge einhalten zu wollen, zu vollkommen unterschiedlichen Zeiten in verschiedenen Ländern ereignet haben. Ich kann Ihnen nicht sagen, warum die Dinge passiert sind, rein theoretisch und nach allen noch immer geltenden Regeln der Fachliteratur hätten einige der Episoden eigentlich nie passieren dürfen.

„A long time ago, when I was a young boy", so kann man es in einem Liedtext hören. Fragen Sie mich bitte nicht nach dem genauen Namen des Liedes, den habe ich mir nicht auch noch gemerkt. Aber das trifft den Nagel genau auf den Kopf. Sich etwas merken ist das eine, etwas merken, also spüren, eine ganz andere Geschichte.

Es war an einem Nachmittag. Ich saß im Sessel, schaute in die Röhre. Neben mir, auf der Lehne des Sessels, stand eine Schachtel mit Kandiszucker. Sie kennen den sicherlich, die großen Zuckerkristalle, die sich der Kenner gern in den Tee gibt. Ich mochte es, ihn so zu essen. Und so was dürfen Sie als Diabetiker? Nein, ich durfte es nicht, aber ich habe es einfach gemacht. Sicher, ich habe mir dabei natürlich auch eine Menge Insulin gespritzt, die das Ansteigen des Zuckers im Blut eigentlich verhindern sollte, aber selten tat. Nun ja, was soll es denn auch? Es war und ist einfach nur ein leckeres Zeug.

Ich saß also in meinem Sessel, knabberte Kandiszucker, es war ein angenehmer Zustand der Ruhe, der inneren Ruhe. Ich habe nichts gemerkt, spürte nicht, wie sich der Zucker nach unten bewegte. Ich hatte etwa da Hälfte des Päckchens schon gefuttert und mir auf die 250 Gramm Zucker schon fünfzehn Einheiten Insulin gespritzt, was theoretisch nie und nimmer ausgereicht hätte. Theoretisch! Nachmittags muss ich mir für jeweils zehn Gramm Kohlenhydrate fast zwei Einheiten Insulin spritzen. Sie sollten aber auch wissen, dass zehn Gramm Zucker und zehn Gramm Kohlenhydrate nicht vollkommen gleich zu setzen sind. Theoretisch hätte ich mir also mindestens fünfzig Einheiten Insulin spritzen müssen, wenn man von der Menge des Zuckers ausgeht, die ich schon essender Weise zu mir genommen hatte. Meine damalige Frau war immer ein wenig sauer darüber, dass ich mir den Kandiszucker einfach so mit beiden Händen reinschaufelte. Es war aber auch wie eine Sucht.

Ich sitze also entspannt im Sessel, schaue fern und esse dazu Zucker. Mit einem Schlag wurde es dunkel um mich herum und als ich wieder aufwachte, lag ich auf dem Fußboden, die Arme nach oben gebogen und meine Frau über mich gebeugt, in ihrer Hand eine Spritze.

„Was hast du denn gemacht?", wollte sie wissen. Sie half mir wieder in den Sessel. Die Schachtel mit dem Zucker war auch auf den Fußboden gefallen und hatte den Inhalt überall im Wohnzimmer verbreitet.

„Keine Ahnung", antwortete ich. „Nichts anderes als sonst auch. Ich saß im Sessel, habe das Zeug hier geknabbert und dann ..." Ich musste den Satz offen lassen, denn ich hatte für das, was zuvor geschehen war, keine logische Erklärung. Ein Blick in den Speicher meiner Insulinpumpe verriet mir, dass die gespritzte Menge Insulin nicht ausgereicht hätte, den Blutzucker so weit zu senken, dass es zu einer schweren Unterzuckerung hätte kommen können, wie ich sie eben erlebt hatte. Die Menge war dazu einfach zu gering, gerade im Vergleich zu dem, was ich gegessen hatte. Ich hatte in dem Moment nur das Glück, dass meine damalige Frau gerade nach Hause zurück kam, mich auf dem Fußboden fand und sich sofort denken konnte, was passiert war. Sie hat mir danach unverzüglich ein Hormon gespritzt, das die Ausschüttung der vorhandenen Zuckerreserven aus der Leber veranlasste.

Bei meinem nächsten Arztbesuch sprach ich mit meinem Arzt über die Geschichte und auch er sagte mir nur, dass er für das Geschehene keine Erklärung habe. Auch Jahre später, als sich eine andere Episode abspielte, fand sich keine logisch begründbare und wissenschaftlich haltbare Erklärung für dieses Phänomen.

Mein Freund war wieder einmal mit seiner Familie bei uns zu Gast, wie das relativ häufig geschah. Im Hof des Hauses, in dem meine damalige Frau und ich eine Wohnung gemietet hatten, wollten wir an dem Tag eigentlich grillen. Zuvor aber haben wir noch einen kleinen Spaziergang gemacht. Rund um den Großen Teich, im ruhigsten Teil der Stadt, fand zu der Zeit das so genannte „Teichfest" statt. Wir wollten uns dieses Fest nicht entgehen lassen, wollten daran teilnehmen. Unweit vom Ort des Geschehens gab es ein kleines Café, in dem wir uns einen Kaffee, dazu Kuchen und auch Eis gönnten. Ich liebe Vanilleis mit heißen Himbeeren, und davon gönnte ich mir nach einem ordentlich großen Stück Sahnebaisertorte einen nicht gerade kleinen Becher. Zucker im Kaffee, Zucker in der Torte, Zucker im Eis. Da kommt sogar der härteste Stoffwechsel in Schwierigkeiten. Später hatte ich dann auch enorme Probleme, mich aus der Erklärungsnot zu lavieren.

Wir gingen wieder nach Hause, es war ein Weg von nur wenigen Minuten.

Mein Freund hatte sein Auto im Hof geparkt, halb auf dem Gehweg vor dem Haus hatten wir den Grill aufgebaut und er begann, die Kohle anzuzünden. Meine Frau hatte schon am Tag vorher das Fleisch eingelegt und wir freuten uns alle auf das, was bald auf die Teller kommen sollte. Die Frau meines Freundes und meine Frau waren in der Wohnung und schwatzten, wie es Frauen immer tun, wenn sie sich lange nicht gesehen haben. Ich stand mit meinem Freund unten, und auch wir machten, was wir von unseren Frauen gelernt hatten: Wir schwatzten.

Mit einem Male wurde mir anders, ein eigenartiges Gefühl kam mit einem wahnsinnigen Tempo in mir hoch, füllte mich bald komplett aus. Ich hatte schon Probleme, das Gefühl richtig zu interpretieren. Ich ging an das Auto meines Freundes und fragte:

„Hast du was Süßes im Auto?" Dabei versuchte ich, die Tür zu öffnen. Das ist der letzte Moment, an den ich mich noch bewusst erinnern kann. Als ich dann später wieder zu mir kam, lag ich in unserer Wohnung auf dem Sofa und mein Freund beugte sich über mich. Ich sah ihm in die Augen.

„Na, bist du wieder da?" fragte er mit einem breiten Grinsen. „Was war denn eigentlich los?"

Ja, das war eine sehr gute Frage und sie zeugte von einer tiefgehenden Sachkenntnis.

„Du, ich habe keinen Dunst. Ich kann dir nur sagen, dass ich unbedingt in dein Auto wollte, in der Hoffnung, dass du Traubenzucker im Handschuhfach hast. An mehr kann ich mich nicht mehr erinnern."

„Du bist auf einmal umgefallen und hast angefangen, wie ein Maikäfer mit Armen und Beinen zu zucken. Wenn es nicht so gefährlich gewesen wäre, hätte man durchaus sagen können, es sah sogar recht lustig aus."

Später erfuhr ich dann, dass sie mich zu dritt zurück in die Wohnung getragen hatten, wo mir dann von meinem Freund das Hormon gespritzt wurde, das ich Ihnen schon weiter oben beschrieben habe. Dazu hatte ich dann aber auch noch das Glück, dass auch er Diabetiker ist und dadurch natürlich alles noch deutlich schneller, zielsicherer und praktischer handhabe als meine Frau es konnte. Ich will hier nichts gegen die Frau sagen, von der ich geschieden wurde, aber es gab da ein paar Dinge, die nicht wirklich gut waren.

Auch hier haben wir, mein Freund und ich, bei unserem auf das Ereignis folgenden Aufenthalt in Karlsburg mit unserer Oberärztin darüber gesprochen und wir haben bis heute keine vernünftige Erklärung finden können. Es gibt keine, um es einfach mal so zu sagen. Da kommt dann wieder der Satz zum Tragen:

„Es gibt Dinge zwischen Himmel und Erde, die zu verstehen unser Verstand nicht ausreicht."

Viele Jahre später, ich war inzwischen geschieden, hatte ein paar Jahre allein gelebt, eine neue Frau kennen gelernt und war auch schon wieder ein paar Jahre verheiratet, trat das Problem in ähnlicher Form erneut auf.

Langsam aber sicher näherte sich die Dauer der Erkrankung am Diabetes bei mir der Marke von vierzig Jahren. Ich war und bin noch immer happy und glücklich in meine Frau, eine Japanerin, verliebt. Sie hatte sich in den Jahren nach der Heirat sehr intensiv mit dem Thema Diabetes befasst und war dadurch das genaue Gegenteil meiner ersten Frau geworden.

Ich saß in der kleinen Wohnung meiner Frau in japanischer Art auf dem Fußboden, Platz für einen großen Tisch und vier Stühle hatten wir damals noch nicht. Ich spürte in mir ein sehr, sehr eigenartiges Gefühl, kann es heute aber noch nicht einmal mehr präzise beschreiben. Im Kopf wusste ich ganz genau, was ich wollte, ich hatte mir die Worte sogar in Japanisch zurecht gelegt, ich bekam sie aber nicht über die Lippen. Ich weiß nicht mehr, was ich eigentlich gesagt habe, meine Frau hat mich jedenfalls nicht verstanden. Ich kann ihnen sagen, ich fühlte mich alles andere als wohl in meiner Haut. Da sitzen Sie nun, Sie wissen genau, was Sie machen wollen, aber Ihr Körper sagt Ihnen:

„Nö, da mache ich nicht mit. Nun sieh mal zu, wie du klar kommst. Ich melde mich dann mal ab."

Ich saß im Schneidersitz auf dem Teppich, wollte nach dem Süßkram greifen, der auf dem kleinen Tisch stand – aber die Arme bewegten sich wild in vollkommen andere Richtungen.

Meine Frau fragte mich, was ich denn wolle, sie erlebte so einen Moment das erste Mal, konnte die Situation nicht einordnen. Ich wusste nicht, wie ich ihr sagen konnte, dass ich etwas Süßes brauche, um wieder normal reagieren zu können. Ich saß da und ich war wahnsinnig traurig und bitter enttäuscht von mir selbst. Dieses Gefühl in mir, dieser Zwiespalt aus Wollen und nicht Können, aus dem Wissen, was einem schnell hilft und der Unfähigkeit, das auch ausdrücken zu können, ich sage es Ihnen ganz offen, in solch eine Situation möchte ich nie wieder kommen.

Ich kann mich nur noch daran erinnern, dass ich mir selbst wehtun wollte. Ich war wütend auf mich selber, wütend über die eigene Unfähigkeit, mich nicht ausdrücken zu können, nicht das über die Lippen zu bekommen, was ich sagen wollte. Meine Hände ballten sich zu Fäusten, die dann doch wieder im Schoss liegen geblieben sind, weil dem Körper schon die Energie fehlte, sie auch in die Höhe zu heben. Meine Frau wollte zu dieser Zeit mit den Vorbereitungen für das Abendessen beginnen und stand in der Tür, mit einem Messer in der Hand. Und die Messer in Japan sind verdammt scharf. Ich sagte ihr nur noch:

„Geh bitte mit dem Messer weg, ich weiß sonst nicht, was hier passieren kann. Ich weiß nicht, was los ist."

Es hat lange gedauert, aber mein Engelchen, wie ich sie, meine Frau noch immer nenne, kam dann auf den genialen Einfall, mich einfach Cola trinken zu lassen. Langsam und vorsichtig hielt sie mir das Glas an den Mund und ich trank in kleinen Schlucken - soweit konnte ich mein Tun und meine Handlungen noch kontrollieren - und nach dem zweiten Glas war ich dann wieder soweit klar im Kopf, dass ich ihr alles erklären und wieder einigermaßen normal agieren konnte.

Über mein Verhalten habe ich mich wahnsinnig geärgert und mich dafür unendlich geschämt. Sie können das sicher nicht glauben und noch weniger können Sie es verstehen, aber das sind Momente und Ereignisse, auf die man liebend gern verzichten würde, wenn man könnte. Aber, das sollte nicht das letzte Mal gewesen sein.

Ich arbeitete in Japan in einem Geschäft, das die typisch japanischen Essboxen, die so genannten Obentos, herstellte und direkt verkaufte. Es war immer sehr stressig, vor allem in der Stosszeit zwischen achtzehn und zwanzig Uhr. Japan und seine Arbeitszeiten sind ein Kapitel für sich. Ich war immer erst so gegen Mitternacht zu Hause, meistens erschöpft und nicht gerade gut gelaunt. Ich aß also mein Abendessen, ging unter die Dusche und legte mich ins Bett.

Sehr oft geschah es, dass ich in den frühen Morgenstunden die unmöglichsten Träume hatte. Einmal träumte ich davon, dass ich für die Essboxen die Soße herstellte. Aber mit dem Chef gab es Streit über den Geschmack. Wir haben uns sogar deswegen geprügelt. Meine Frau jedenfalls hat gemerkt, dass etwas nicht ganz in Ordnung war. Sie schob mir ein Stück Traubenzucker in den Mund, das ich jedoch sofort wieder mit der Begründung ausspuckte, dass das viel zu süß sei und man das den Kunden so nicht anbieten konnte. Stattdessen habe ich versucht, mein Handy zu essen, was im Nachhinein gesehen natürlich noch größerer Quatsch war. Ich warf das Handy nun also auch in die Ecke und meine Frau versuchte, mir erneut Traubenzucker in den Mund zu schieben, was ihr aber diesmal gelang. Es folgte ein zweites Stück und ein drittes. Viel zu langsam kam ich wieder zu mir, konnte wieder klar denken, meine Gedanken ordnen und über das sprechen, was ich gerade erlebt hatte. Es war weder angenehm noch war es schön. Ich weiß nicht, ob man es vielleicht grausam nennen sollte, mir jedenfalls erschien es sehr grausam. In der Folgezeit hatte ich mehrere dieser verrückten Träume.

Es stellte sich mit der Zeit heraus, dass es dabei einen direkten Zusammenhang zwischen den Träumen und dem aktuellen Wert des Blutzuckers gab. Immer nach so einem Traum lag mein Blutzucker in einem Bereich, den man selbst beim allerbesten Willen nicht mehr als normal bezeichnen konnte. Kein Wunder, dass das Gehirn dann verrückt gespielt hat.

Sie wissen ja, das Gehirn mag es süß.

Paviane

Wir waren jung und wir waren Jungs. Wir waren schon eine tolle Truppe, so im Nachhinein gesehen. Und wir hatten, wie alle Jungs, eigentlich nichts als Unsinn im Kopf. Und dabei natürlich jede Menge Spaß.

Nein, wundern Sie sich bitte nicht, wenn unsere Reise mal wieder nach Karlsburg führt. Wie so oft im Leben passieren die meisten Dinge nun einmal verstärkt an Orten, an denen man sich entweder sehr lange oder sehr oft aufgehalten hat. Nun, bei mir war es das Dorf Karlsburg, in dem ich sehr oft war und in dem ich viele, meist angenehme, Wochen verbringen durfte. Nein, dort wohnen, ich glaube, das wäre nichts für meiner Mutter ihren großen Sohn, im Krankenhaus aber gab es immer eine Menge Spaß.

Nun sollte ich Ihnen einmal einen normalen Tagesablauf in der Klinik beschreiben, um Sie in die Lage zu versetzen, sich alles auch richtig vorstellen zu können.

Schon früh am Morgen, gegen sechs Uhr, kam eine Schwester durch die Zimmer und weckte uns. Der Tag begann zeitig, mit dem Blutzucker messen und der Körperhygiene. Dann jeden Tag das Ritual der Morgenspritze. In einer Reihe anstellen, den eigenen Namen in der Liste suchen, nachschauen, ob es eine Änderung gegeben hat, dann mit einem dicken roten Fettstift den Namen abhaken, wenn man an der Reihe war, der Schwester die Insulinnamen und Insulinmengen nennen und sich dann die Spritzen verpassen lassen. Damals wurden die Patienten mit der später Basis-Bolus-Methode genannten Art und Weise behandelt. Es wurde also ein Insulin gespritzt, das lange wirkt und die Grundversorgung sicherstellen soll, dazu dann ein Kurzzeitinsulin, mit dem man den Bedarf durch das Essen abdeckt. Nein, nicht alle Schwestern konnten gut spritzen. Bei den einen merkte man so gut wie gar nichts, bei anderen wiederum brannte einem den ganzen Tag lang der Arm oder das Bein, je nachdem, wohin man sich hatte spritzen lassen.

Nach dem Spritzen haben wir schnell unsere Betten gemacht und uns angezogen, um dann nur ein paar Minuten später alle gemeinsam zum Speisesaal zu gehen. Als Kind unter sechzehn Jahren durften wir die Station nicht allein verlassen.

Nach dem Frühstück gab es die allmorgendliche Visite in den Zimmern der Patienten und danach – Schule. Nein, nicht etwa eine Schulung zum Thema Diabetes, sondern so richtige, normale Schule, mit Mathe, Deutsch, ein wenig Geografie und Physik. Wenn ich heute so zurück blicke, muss ich zugeben, dass mir die Wochen in der Klinik schulisch mehr gebracht haben als die gleiche Zeit in der Schule zu Hause. Warum? Nun, es ist eben doch ein Unterschied, ob man in einer Klassenstufe nur Einzelschüler ist oder ob sich die zur Verfügung stehende Zeit mit mehr als zwanzig Mitschülern teilen muss. Das erinnert mich an die erste Mathestunde nach einer Rückkehr aus der Klinik, in der ich ein Sinuswinkelproblem auf eine etwas elegantere Art und Weise gelöst habe als die anderen Schüler. Wieso ich das konnte? Nun, ich war einfach ein paar Wochen voraus. So war es damals.

Nach der Schule dann wieder das Spritzen und der Weg zum Speisesaal, das Essen, danach etwas Mittagsruhe. Einfach mal eine Stunde entspannen, Post lesen oder ein Buch, auch Musik wurde gern gehört.

Am Nachmittag standen dann alle möglichen Dinge auf dem Programm. Sport und Spiel, Beschäftigungen mit Basteln und Malen, Hausaufgaben machen, oder auch Wanderungen und lange Spaziergänge, manchmal verbunden mit einem Einkaufsbummel. Neben all dem standen aber auch Ausflüge auf dem Programm, in die anderen Städte in der näheren Umgebung zum Beispiel, auch mal an die Ostsee.

Es folgten, wie Sie sich vielleicht schon gedacht haben, am Abend die Routine des Spritzens und des Essens, nach dem Essen dann all die Dinge, die man am Abend immer tut. Unter anderem das Duschen.

Zuerst durften immer die Mädchen zum Duschen gehen, wir hatten den Knigge studiert. Danach dann wir Jungen. Und wir hatten, im Gegensatz zu den Mädchen, keine Aufpasser mit im Duschraum, da unsere Betreuerinnen nun einmal Frauen waren, und wir im Begriff, Männer zu werden.

Der Duschraum befand sich im Keller der Kinderklinik, ein Plattenbau, den es heute, im Jahr 2014, nicht mehr gibt, so zumindest habe ich es auf den Bildern in Google-Maps sehen können. Heute befindet sich an dieser Stelle der Eingang zu einer Tiefgarage, wie ich anhand der eingestellten Fotos vermute. Das Gebäude war, wie es uns damals erschien, atombombensicher gebaut worden. Dicke Kellerwände, jede Tür war nicht nur mit einer normalen Klinke, sondern zusätzlich auch mit schweren Riegeln verschließbar. Die Rohrdurchgänge in den Deckenträgern waren schmal und um die dicken Rohre herum mit einem elastischen Material verschlossen. Im Haus gab es zwei Treppenhäuser und einen Fahrstuhl. Wenn man die hintere Treppe nach unten nahm, befand sich auf der rechten Seite, verborgen hinter einer schweren und breiten Stahltür, unter anderem der Duschraum. Daneben gab es dann die kleine Turnhalle, eine noch kleinere Bibliothek, eine Miniapotheke, einen Waschraum voller Waschmaschinen und Leinen, ein paar Labore und noch weitere Räume, deren Bedeutung ich niemals erkennen oder begreifen konnte. In dem Keller war dadurch immer viel Verkehr.

Der Trockenbereich, der Teil des Duschraumes, in

dem man sich umzog und sich auch abtrocknete, lag gleich hinter der Eingangstür, daran anschließend dann der Nassbereich, durch eine Wand mit einem Durchgang getrennt. Der Boden war gelb gefliest, und wenn Wasser und Seife auf den Fliesen waren, wurden diese dann fast so glatt wie eine Rutschbahn und wir nutzten das für unsere Späße aus.

Wir setzten uns mit dem nackten Hintern auf die Fliesen und rutschten durch den Duschraum.

Ich muss zugeben, es war ein Heidenspaß, aber durch die Kanten an den Fliesenstößen hatten wir nach einigen Bahnen knallrote Hintern. Dann sah es immer so aus, als hätte uns jemand die Hintern versohlt.

Wir sagten dann immer, wir würden aussehen wie Paviane, die ja auch einen roten Hintern haben.

Schuster, bleib bei deinen Leisten

An wen wendet man sich, wenn man gesundheitliche Probleme hat? Mit an Sicherheit grenzender Wahrscheinlichkeit an einen Weißkittel, also an eines der Mitglieder der medizinischen Zunft. Man kann Glück haben und einen guten Arzt finden, es kann aber auch anders enden. Ich möchte Ihnen nun berichten, wie es mir dereinst erging, als ich einen guten Arzt suchte, der die Ursache für die Schmerzen finden konnte, mit denen ich mich damals etwa zwei Jahre lang herumplagen musste.

Ich war ungefähr zwölf, dreizehn Jahre alt, als der ganze Ärger begann. Ich plagte mich damals immer wieder mit langen Schüben anhaltender Schmerzen im Rücken herum, dummerweise traten die immer gleichzeitig auf beiden Seiten auf, knapp unterhalb der Rippen. Doch wie viele Ärzte ich auch aufsuchte, ihnen teilweise mit meinen Problemen auf den Geist ging, es fand sich keiner, der mir helfen konnte. Man vermutete, ich hätte Nierensteine - aus denen habe ich mir später mein nicht vorhandenes Eigenheim gebaut. Ich meine, ich war damals im Teenager-Alter, da hat man im Normalfall noch keine Nierensteine. Danach hieß es, meine Rückenmuskeln waren zu schlecht entwickelt. Hallo? Wie war das noch mal? Ich hatte zusammen mit meinem Vater das alte Haus, das meine Eltern gekauft hatten, ausgebaut und dabei auch schwere Steine tragen dürfen müssen. Nach der ersten Stunde in der Trainingsgruppe für die Rückenmuskeln bin ich rausgeflogen, weil ich mich ohne Unterstützung durch die Hände sogar mit angewinkelten Beinen vom Liegen ins Sitzen bringen konnte. Was war es also, was mich da so lange und beständig plagte und zwickte und zwackte?

Irgendwann kam ein junger Arzt auf den genialen Gedanken, dass eventuell der Blinddarm für das Problem zuständig sein könnte. Aber, die Schmerzen hatte ich weit weg von dem Ort, an dem sich der Blinddarm im Normalfall bei einem Menschen rumtreibt. Also verwarf er diese Idee erst einmal wieder. Um es vorweg zu nehmen, diese Idee wurde ein paar Monate später auf die harte Weise wieder reanimiert.

Ich lag wegen der Schmerzen im Kinderhospital der Stadt Altenburg, wo man hoffte, während eines Schmerzschubes eine Antwort auf die noch immer offene Frage nach der Ursache zu finden. Zwar kam ein Schmerzschub, und es wurden auch alle möglichen Tests und Untersuchungen gemacht, ohne die Ursache für den Schmerz finden zu können. Heute macht man eine CT, eine Computertomografie, oder auch eine MRT, eine Magnetresonanz-Tomografie, und bekommt innerhalb von Minuten eine mögliche Lösung für das Problem, damals jedoch gab es diese Methoden noch nicht und außerdem passierte das Ganze in der DDR.

Ein paar Wochen später, an einem Wochenende, wurde es so schlimm, dass ich mich nicht mehr bewegen konnte. Irgendwie schaffte es meine Mutter dann doch, mich in einen Bus zu bekommen und wir sind in die Notaufnahme des städtischen Krankenhauses gefahren. Dort meinte ein anderer Arzt, er finde zwar keine Ursache, aber er würde uns empfehlen, einfach auf Verdacht den Blinddarm entfernen zu lassen, sollten die Schmerzen bis zum nächsten Tag nicht nachlassen. Es war ein Schuss ins Blaue, das gab er auch unumwunden zu, aber eine andere Lösung fiel ihm auf die Schnelle nicht ein.

Wie es der Zufall will, der folgende Tag fiel auf einen Sonntag, waren die Schmerzen noch stärker als am Tag davor, und meine Mutter und ich fuhren wieder mit dem Mittagsbus ins Krankenhaus. Der gleiche Arzt wie am Samstag hatte Dienst. Er wies mich sofort ins Krankenhaus ein, meine Mutter unterschrieb die Einwilligung in die Operation und so kam ich auf Station in ein Drei-Bett-Zimmer.

Ich hatte schon zu Mittag gegessen und so mussten alle noch ein wenig warten, bis man mit der Operation beginnen konnte. Ich schlüpfte in das Flatterhemd, das man bei einer OP anziehen darf, durfte auch die berühmte Leckt-mich-doch-alle-mal-Pille schlucken und harrte der Dinge, die da kommen würden.

An einem Sonntagnachmittag gegen sechzehn Uhr bin ich in den Operationsraum geschoben worden, irgendwann nachts war ich das erste Mal wieder richtig munter, der Schmerz an der Narbe ließ mich nicht schlafen. Aber wozu hat man denn dann den Notruf für die Schwester? Ich erhielt nach einiger Zeit eine schmerzlindernde Spritze und dachte mir dann in meinem jugendlichen Leichtsinn, o.k., so weit, so gut, am Morgen ist ja alles wieder in Ordnung.

Ja, so dachte ich und lag mit meinen Gedanken mächtig gewaltig daneben. Am nächsten Tag begannen dann die Probleme erst so richtig.

Eine Operation und der Diabetes vertragen sich in etwa so gut wie Hund und Katze, wenn beide plötzlich und unvorbereitet zusammen treffen. Es kam, wie es kommen musste und der Diabetes fing an, verrückt zu spielen. War ja auch kein Wunder, ich hatte zum letzten Mal am Abend zuvor mein Insulin bekommen und seit fast einem Tag nichts gegessen. Klar, dass ohne Insulin der Blutzucker ansteigt und ansteigt und ansteigt. Irgendwann im Laufe des Morgens kam die Schwester und ich bekam mein Insulin, aber nichts zu essen. Was passierte nun? Richtig, der Blutzucker fiel und fiel und fiel, was irgendwann eine Gegenregulation auslöste, was den Zucker wieder ansteigen ließ.

Ich sage es ganz ehrlich, mir passte dieses Scheißspiel überhaupt nicht, aber - ich war nur ein Patient, noch dazu einer, der noch keine eigenen Entscheidungen treffen durfte. Rein vom Alter her gesehen war ich noch nicht entscheidungsbefugt, weil noch viel zu jung.

Nun war ich aber ein Typ Mensch, der wusste, wo es lang geht. Wenn dann aber ein Doktor, noch dazu ein Chirurg, mit einem Infusionsständer im Schlepptau an mein Bett tritt und mir dann auch noch sagt, man müsse mich an die Infusion legen, weil der Diabetes aus dem Gleichgewicht gekommen war, sorry, spätestens dann hört der Spaß aber wirklich auf.

Ich erklärte nun dem Chirurgen, wie ich als Patient die Dinge sehe und was man meiner Meinung nach dagegen machen könnte: Schlicht und ergreifend eine Scheibe Toastbrot oder einen Zwieback essen, um nach fast einem Tag des Fastens wieder ein paar Kohlenhydrate in den Körper zu bekommen und der Organismus nicht mehr gezwungen ist, die benötigte Energie aus Fett und Eiweiß zu gewinnen, was als ein Abfallprodukt Azeton hinterlassen kann, wenn kein Insulin vorhanden ist. Und Azeton will man nun gleich gar nicht im Körper eines Diabetikers haben. In anderen Worten: Ich habe mich strikt geweigert, mir die Infusion anlegen zu lassen. Es gab andere Möglichkeiten.

Sicher, die Mediziner diskutierten nun lange miteinander. Was war nun der richtige Weg? Wie sollte man vorgehen? Mir die Infusion zwangsweise anlegen? Hallo, Leute? Aber nicht mit mir! Es kam dann aber doch anders.

Gegen Mittag kam eine Schwester und spritzte mir das Insulin für das Mittag. Etwas weniger als normal, aber mehr, als man einem Diabetiker spritzt, der kontrolliert fastet. Nur kurze Zeit später bekam ich eine Scheibe Toastbrot ohne Rinde, also echt nur die weichen Teile. Wieso eigentlich? Man hatte mich doch nicht an den Kiefern operiert, sondern den Blinddarm rausgenommen. Und ich hatte damals auch keine künstlichen Zähne im Mund, ich erfreute mich noch an meinen eigenen Beißerchen.

Und siehe da, beim nächsten Testen des Blutzuckers

zeigte sich, dass diese Methode Erfolg hatte. Der Zucker war ganz eindeutig im Fallen begriffen, und ich fühlte mich wohl und in meiner Meinung gestärkt, mich allein behandeln zu können.

Mit einer Pumpe, wie ich sie dann viele Jahre später bekam, wäre das sicher nicht passiert. Aber so etwas gab es damals noch nicht.

Der Zucker kam im Laufe des Nachmittages und des Abends wieder in Bereiche, die man als normal bezeichnen würde. Das Ganze warf aber eine andere Frage in mir auf:

Wieso arbeiten Ärzte der verschiedenen Disziplinen nicht wirklich effektiv und zum Nutzen der Patienten zusammen?

Ich will damit sagen, wir hätten uns allen einen Haufen Ärger und Streitereien sparen können. Warum hört keiner auf die Patienten, die doch ihren Körper und dessen Reaktionen auf Ereignisse besser kennen als die Ärzte, die meist nur von einem Durchschnitt ausgehen.

In der Folgezeit habe ich dann wirklich sehr konsequent und bewusst auf die korrekte Einhaltung der Zeiten und Mengen geachtet. Ich wollte definitiv nicht noch einmal in eine Situation kommen, in der durch Unachtsamkeiten oder ein zu viel des Guten wieder alles aus dem Lot kam.

Ich muss aber der Fairness halber nun auch Folgendes sagen: Der Chirurg war als Chirurg einsame Spitze. Er kam noch am nächsten Nachmittag zu mir ans Bett und brachte dabei ein Glas mit, in dem irgendetwas nicht wirklich gut Aussehendes in einer klaren Flüssigkeit schwamm. Der Arzt erklärte mir dann genau, weshalb die Schmerzen bei mir zwar vom Blinddarm verursacht wurden, aber nicht an den für einen verrückt spielenden Blinddarm üblichen Stellen auftraten. Der Wurmfortsatz, der Verantwortliche für alles Übel, war nicht nur die gewöhnlichen vier bis fünf Zentimeter lang, nein, er erreichte die stolze Größe von rund elf Zentimetern. Er hatte sich entzündet, war dadurch vereitert und kurz vorm Perforieren, also kurz vorm Platzen. Und zu allem Überfluss war er auch noch nach oben gewachsen, der Chirurg hatte ihn nach einigem Suchen dann doch noch unter der Leber gefunden, was bei mir zu einer verdammt langen Narbe führte.

Am nächsten Tag musste ich dann wieder aufstehen. Aufstehen war eigentlich nicht das Problem, nur das Bewegen in gebückter Haltung ist auf Dauer nicht wirklich gut für den Rücken. Jedes Mal beim Husten, das durch die Nachwirkungen des eingeführten Tubus für das Beatmen verursacht wurde, durchlief ein starker Schmerz, der von der Narbe ausging und schnell den Bauchraum füllte, meinen Körper. Ich habe tagelang mit anderen Patienten der Station Skat gespielt, bis man mir endlich nach etwa einer Woche die Fäden zog und ich nach Hause durfte.

Wer nun aber denkt, dass damit alles ausgestanden war, der täuscht sich.

Die Wunde hatte sich zu allem Überfluss entzündet, was zu starker Bildung von Eiter führte. Ich lag noch sechs lange Wochen zu Hause mehr oder weniger nur im Bett, bis die Narbe das zweite Mal zusammen geheilt war, diesmal aber richtig. Unser Hausarzt, übrigens der Ehemann der Ärztin, die mir im Kinderhospital Altenburg so viel aus der Medizin erklärt hat, kam jeden Tag zu mir, um die Wunde zu versorgen.

Aber von den Schmerzen, die ich damals hatte und die zu der Geschichte geführt haben, habe ich seitdem nie wieder auch nur einen Hauch gespürt.

Bunter Teller

Wissen Sie eigentlich, wie man einen Arzt beinahe in den Wahnsinn treiben kann? Nein? Lesen Sie doch einfach weiter, vielleicht erhalten Sie dann eine Antwort. Ich denke jedoch, dass die folgende Geschichte auch Sie dazu animiert, wieder einmal zu schmunzeln.

Ärzte sind auch nur Menschen. Während einige dies im Lauf der Zeit vergessen, bleiben andere auf dem Boden und nehmen einen Scherz als das auf, was er ist, eben nur ein Scherz. Unsere damalige Oberärztin im ehemaligen Zentralinstitut für Diabetes in Karlsburg war so eine Person, eine Seele von einem Menschen, sie hatte immer ein offenes Ohr für ihre Patienten und deren Sorgen und immer einen Scherz auf den Lippen.

Und wir? Wir waren noch um einiges jünger als wir es heute sind und wir hatten an manchen Tagen nichts als Unsinn im Kopf. Mal ganz ehrlich, warum auch nicht?

Nun, es waren seit der Wende ein paar Monate vergangen, das Land, in dem wir geboren wurden, gab es nicht mehr, wir alle hatten in der Nacht von einem Samstag zu einem Sonntag um Mitternacht die Staatsbürgerschaft gewechselt, ob wir es wollten oder nicht. Wie in der BRD noch immer üblich, wurden die Menschen bei wirklich wichtigen Entscheidungen nicht gefragt. Und wieder einmal waren wir in Karsburg in der Klinik. Ach, sagen Sie jetzt nicht, Sie hätten etwas anderes erwartet. Wir hatten ein Zimmer in der zweiten Etage, am hinteren Ende des Ganges. Wir, das waren mein Freund und ich.

Wir hatten nur wenige Tage nach der Währungsunion zwei der ersten Insulinpumpen in der Noch-DDR bekommen und mussten uns nun alle paar Monate in der Klinik einfinden, um zu überprüfen, ob die gewählten Einstellungen noch immer stimmten oder ob Änderungen notwendig waren. Wir erhielten auf diese Art auch immer die neuesten Testgeräte und Materialien, die inzwischen auf dem Markt erschienen waren.

Wie und was auch immer, der Termin war heran und wir in der Klinik. Wir kannten die Umgebung, wir kannten das Procedere, wir kannten das Personal und wir richteten uns auf ein paar Tage voller Langeweile ein. Mein Freund hatte, auch wie immer, seine schon recht betagte, kleine Kaffeemaschine mitgebracht und kurz nach unserer Ankunft in der Klinik strömte der Duft von frischem Kaffee durch unser Zimmer. Eigentlich war es ja verboten, aber seit wann sind Verbote zum Einhalten da? Manchmal kam sogar die Oberärztin vorbei und wir tranken zusammen eine Tasse von dem heißen, braunen Wasser mit dem besonderen Geschmack.

Hinter unserem Zimmer gab es einen großen Balkon, der sich an der ganzen Front des Gebäudes erstreckte und nicht nur als Balkon, sondern auch im Gefahrenfalle zur Evakuierung genutzt werden konnte. Für jedes Zimmer gab es einen kleinen Tisch und zwei Stühle. Oft saßen wir hier, haben uns unterhalten und dabei auch andere Patienten kennen gelernt. Es war immer lustig.

Das Problem in der Klinik war immer, dass hier nicht nur zwei Welten, sondern schon zwei Universen aufeinander prallten.

Was ich damit meine?

Gehen Sie doch einmal in die Geschäfte, schauen Sie sich dort genau um. Was sehen Sie? Nicht nur Obst und Gemüse, nicht nur Bier und Wein, Brot und Wurst, Sie finden neben vielen anderen Dingen auch Süßigkeiten in kaum noch überschaubarer Menge und Vielfalt. Und sogar als Erwachsener können Sie nicht immer nur „Nein" sagen. Die Verlockungen waren einfach zu groß, und sie sind es noch immer. Das ist das reale Leben, das Leben, das sich außerhalb von Klinikmauern abspielt.

In den Schulungen lernten wir, dass wir alles essen durften, was wir wollten, wenn wir nur darauf achteten, dass wir die richtige Menge an Insulin spritzten, um einen Anstieg des Blutzuckers zu verhindern.

So viel zur Theorie, in der Praxis sah das alles anders aus! Es galten noch immer die strengen Maßgaben und Richtlinien, wie sie schon in den alten Zeiten gegolten haben. Man achtete darauf, dass wir uns, obwohl wir erwachsen waren, strikt an diese Festlegungen hielten, dass wir nicht mehr als das aßen, was wir im Speisesaal auf den Tischen hatten. Von den folgenden Zeiten, in denen wir uns selbst nehmen durften, so viel und was wir essen wollten, war man noch viele, viele Lichtjahre entfernt, zumindest in diesem Krankenhaus.

Wie bringt man nun diese beiden Gegensätze zusammen? Wie erreicht man, dass man das eine kann ohne das andere zu lassen?

Das ist eine der Fragen, über die man jahrelang philosophieren kann, ohne auch nur den Ansatz einer Antwort zu erhalten. Genau dieser Gegensatz war auch Ursache für viele der Diskussionen, die wir immer wieder mit Ärzten und der Schulungsabteilung führten. Sicher, der richtige Umgang mit dem Diabetes ist nicht einfach, es gibt so viele Dinge, auf die man achten muss, die man in das tägliche Leben mit einbeziehen muss, die man nicht so einfach außen vor lassen darf.

Aber bedeutet das auch gleichzeitig, dass man dadurch auf das Leben verzichten muss? Verdammt, wir waren nur Diabetiker! Wären wir Dialysepatienten gewesen, wäre das absolut keine Frage. Hätten wir vielleicht an multiplen Allergien gelitten, es wäre sicher viel einfacher gewesen, die Einschränkungen zu akzeptieren. Aber wir waren doch nur Diabetiker und dank der Technik, die es zu dieser Zeit schon gab und die uns gelernten Ossis nun auch zur Verfügung stand, sind wir mehr als gut mit dem Diabetes zurecht gekommen.

Wir leben den ganzen Tag mit dem Diabetes, keine Sekunde ohne, auch nicht einen Moment gibt es, in dem wir nicht an den Zucker denken müssen oder an ihn erinnert werden. Trotz all dem, was man vielleicht als Einschränkung bezeichnen könnte, wir leben unser Leben so frei, wie es nur irgend möglich ist, Zucker hin, Diabetes her.

Wir standen vor dem Problem, der Oberärztin beizubringen, dass es vor den Toren der Klinik mehr als nur den Zucker gab, dass da draußen ganz andere Dinge zählten. Und aus diesem Grund hatten wir unterwegs viele Süßigkeiten gekauft. So schnell wir konnten, packten wir die gekauften Süßigkeiten auf den Tisch, den es im Zimmer gab und klebten an jede der Verpackungen einen Zettel, auf dem wir notiert hatten, wie viel Gramm oder wie viel Stück des entsprechenden Produktes eine Menge von rund zwölf Gramm Kohlenhydrate enthielten, was einer Broteinheit entspricht.

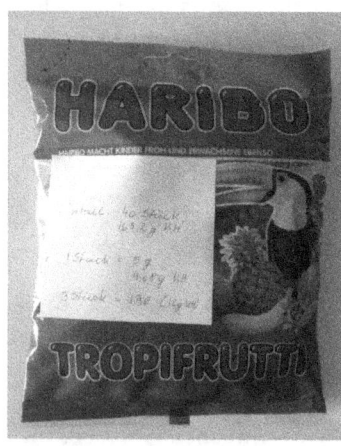

enthaltene Kohlenhydrate in
HARIBO®, nachgestellte Szene

Nehmen Sie als Beispiel die Geleefiguren einer ganz bestimmten Firma mit sechs großen Buchstaben. Von diesen Geleefiguren enthalten genau 3 Stück die Menge von zwölf Gramm Kohlenhydraten.

Nur Mathematik und Lesen, mehr ist es nicht. Das Schöne an den modernen Zeiten ist ja, dass man auf fast jeder Verpackung die genaue Angabe der Inhaltsstoffe findet. Okay, manchmal muss man ein wenig rechnen, manchmal ist es sogar so genau aufgeschlüsselt, dass man die Menge an Kohlenhydraten für ein Stück des Inhaltes entnehmen kann.

Auf dem Tisch in unserem Zimmer sah es schnell aus wie Weihnachten unterm Christbaum: Bunt, süß, lustig, und alles versehen mit genauen Angaben. Wir waren schon etwas stolz auf unsere Arbeit, die eigentlich nur ein Scherz sein sollte.

Am nächsten Tag kam die Oberärztin zur Visite in unser Zimmer. Während sie mit meinem Freund über die Befunde der ersten Untersuchungen sprach, schaute sie sich um. Klar sah sie den Tisch und sie machte sich tatsächlich die Mühe, sich die Arbeit, die wir uns gemacht hatten, genauer anzusehen. Wir kannten unsere Oberärztin und wir hatten gewisse Vorstellungen, wie sie reagieren würde.

Sie sah uns zuerst mit bösem Blick an.

Was hatte so viel süßes Zeug auf dem Tisch im Zimmer der Patienten in einer Klinik für Diabetiker zu suchen? Nur ein paar Momente später sah sie auch die Zettel, die wir an den Verpackungen der Naschereien angebracht hatten und musste laut lachen. Wir kannten sie und sie kannte uns.

„Jungs", sagte sie, drehte sich um und sah dann in unsere Richtung, „Jungs, ihr seid zwar verrückt, aber ..." Während der Pause, die sie nun machte, schaute sie uns in die Augen und lächelte. „... es zeigt mir auch, dass ihr euch mit der Materie befasst habt. Dann lasst es euch mal gut schmecken, aber übertreibt nicht, okay!"

So kannten wir unsere Oberärztin, sie war eben doch eine Seele von Mensch. Wenn wir uns mit irgendeinem Problem herumschlugen und selbst nicht weiter kamen, immer konnten wir uns an sie wenden. Sie nahm sich die Zeit, die wir brauchten. Nicht nur einmal hat sie uns über die Klippen des Lebens geholfen. Ich selbst bin sehr froh darüber, die Gelegenheit erhalten zu haben, sie kennen lernen zu dürfen.

Wir haben die Süßigkeiten bis zum Ende des Aufenthaltes nicht angerührt und ungegessen wieder mit zurück nach Hause genommen.

Und die Moral von der Geschicht?

Auch als Diabetiker kann man alles essen, sofern man darauf achtet, woraus das Alles hergestellt wurde und richtig reagiert.

Das Leben ändert sich beständig, alles ist im Wandel begriffen. Dinge, die heute als das absolut Wahre gelten, sind schon morgen vom Leben auf das Abstellgleis der Geschichte geschoben worden. Manche Dinge brauchen Zeit, bis sie auch wirklich reif für die unbedingt notwendigen Veränderungen sind. Wir hatten das schon lange verinnerlicht.

Und manchmal, in ganz seltenen Fällen, passiert es, dass auch Personen in gehobeneren Positionen nur einen kleinen Anstoß von außen brauchen.

Wie zum Beispiel unsere Oberärztin.

Danke, Frau Oberärztin!

Meine dritte Frau

Offiziell gesehen bin ich zum zweiten Mal verheiratet, wieso heißt dann die Geschichte: „Meine dritte Frau"? Ist ein wenig kompliziert, wie ich zugeben muss, aber wenn Sie bis hierher alle Geschichten aufmerksam gelesen haben, dann können Sie sich denken, wie der Name der Geschichte entstanden ist.

Das Leben ist voller Spiegelungen, wie ich es gern nenne. Man erlebt etwas Positives, und einige Zeit später ereignet sich etwas Negatives, das dem Positiven genau entgegen gesetzt liegt, wie in einem Spiegel eben. Und daneben gibt es Dinge, die man nicht miteinander vergleichen kann, wie beispielsweise Menschen. Zwei Menschen miteinander zu vergleichen ist etwa so sinnvoll wie der Vergleich eines Eisberges mit der Wüste.

Und dann gibt es Situationen, die sollte man lieber gar nicht erst dem Versuch eines Vergleiches unterziehen.

Richtig schlimm wird es allerdings, wenn diese zwei Dinge, also Menschen und Situationen, in einem Punkt zusammentreffen.

Seit 2006 lebe ich in Japan, dem Staat, den man in der Welt auch als das Land der aufgehenden Sonne oder Land des Lächelns kennt. Das Leben hier ist vollkommen anders als das in Deutschland. Die Kultur, die Sprache, das Essen, und auch die Behandlung des Diabetes.

Woran das liegen kann? Ich gehe einmal davon aus, dass es zum einen daran liegt, dass es in Japan viel weniger Diabetiker gibt als in Deutschland. Dazu kommt, dass die meisten der japanischen Süßen am Altersdiabetes leiden, in Fachkreisen Typ-II-Diabetiker oder NIDDM (No Insulin Depentant Diabetes Mellitus, nicht insulinabhängiger Diabetes mellitus) genannt. Zum anderen ist es aber auch in der hiesigen Tradition fest verankert, dass man einem anderen nicht sagt, ob man selbst krank ist oder nicht. Das geht niemanden etwas an.

Als ich hier in Japan ankam, kannte ich diese Feinheiten des Lebens hier noch nicht und ich bin mehr als einmal angeeckt, so nennt man das wohl im Deutschen. Ich pflege schon immer einen ziemlich offenen Umgang mit dem Diabetes. Mag mancher es auch narzisstisch nennen, für mich war und ist es eine Frage der Sicherheit, wenn die Menschen, mit denen ich unmittelbar zu tun hatte, wussten und wissen, dass ich Diabetiker bin. Ich sagte ja schon mehrmals, dass ich die Höhe des aktuellen Blutzuckers nicht mehr anhand innerer Symptome bemerke.

Meine Frau, sie selbst ist Japanerin, kannte den Diabetes nur dem Namen nach und musste sich all das Wissen mühsam aneignen, das sie heute hat.

Wie kann ich es am besten beschreiben?

Wenn Sie in Deutschland in eine Buchhandlung gehen und nach Büchern zum Thema Diabetes fragen, dann werden Sie zuerst von Kilos von Papier erschlagen, in den Augen des Verkaufspersonals erscheint das Währungszeichen für den Euro und dann haben Sie am Ende die Qual der Wahl. Wenn Sie jedoch hier in Japan in einer Buchhandlung Literatur zu diesem Thema suchen, ich wünsche Ihnen viel Glück! Sagen Sie mir Bescheid, wenn Sie etwas wirklich Gutes gefunden haben, und merken Sie sich unbedingt den Namen der Buchhandlung.

In Japan hat man eine vollkommen andere Einstellung zum Diabetes als in Deutschland.

Wie ich schon in „Adrenalintsunami" erklärt habe, isst man hier nicht nach Kohlenhydraten, sondern nach Kalorien. Ich konnte und kann das nicht verstehen, auch die vielen Diskussionen mit meiner Ärztin haben daran nichts geändert. Okay, die meisten Diabetiker hier sind nicht auf Spritzen angewiesen und ich habe auch nur wenige Diabetiker getroffen, die jünger als ich oder in meinem Alter waren.

Erstaunlich, aber ich sagte es ja schon. Japan liegt in den Behandlungsmethoden des Diabetes rund 15 Jahre hinter Deutschland zurück. Ich kann die Situation leider nur mit Deutschland vergleichen, weil ich lediglich in diesem Land so lange gelebt habe, dass ich glaube, mir ein Urteil erlauben zu dürfen.

Hier in Japan stellt ein Arzt so etwas wie einen Gott dar. Was immer der Weißkittel sagt, als Patient sollte man immer „Ja" und „Amen" sagen, will man sich Ärger vom Hals halten.

Nun hatte ich schon in Deutschland das Problem, dass ich meine Meinung nicht zurück gehalten habe. Es bringt doch auch nichts, wenn ich zum Arzt sage: „Ja, ich mache das so." und mir gleichzeitig dabei denke: „Du kannst mir zwar viel erzählen, aber machen werde ich es trotzdem so, wie es mir in den Kram passt." Immer, wenn ich hier zur Ärztin gehe, muss ich mich eben auf dieses Prinzip verlassen und es gnadenlos durchziehen. Anderenfalls würde ich in Teufels Küche kommen. Es prallen auch da, wie bei so vielen anderen Gelegenheiten, Welten aufeinander.

Nein, das sind nicht nur Welten, ganze Universen kollidieren dann.

Ich meine, ich sehe es hier jeden Monat neu.

Es ist nicht so, dass man in Japan jeden Monat zum Diabetologen muss, da geht man einmal alle zwei Monate hin, aber dennoch muss man sich, gerade als Pumpenträger, wie ich einer bin, einmal im Monat im Krankenhaus melden, damit man das Zubehör bekommt, das man pro Monat benötigt. Wieder ganz anders als in good old Germany. Da geht man einmal pro Quartal zum Arzt, nimmt die Rezepte in Empfang, auf die man dann in der Apotheke oder bei einem spezialisierten Fachhändler die Materialien erhält, die man in drei Monaten benötigt. Hier ist das ganz anders. Einmal pro Monat muss man also ins Krankenhaus und man bekommt dann genau die Materialien, die man in genau einem Monat braucht, berechnet aus einem statistischen Mittelwert und den Angaben der Hersteller.

Ich sage Ihnen, da darf definitiv nichts passieren, da dürfen keinerlei Komplikationen auftreten und auch nichts kaputt gehen.

Und das ist ein sehr, nun ja, bescheidenes Gefühl. Egal, was man macht, immer muss man darauf achten, dass man nicht mit dem Katheter an etwas hängen bleibt, dass das Insulin richtig gelagert ist und so weiter und so fort.

Einen Katheter zum Beispiel soll man, den Angaben des Herstellers zufolge, drei Tage benutzen. Man bekommt im Monat aber auch nur zehn Katheter. Wenn Sie nun den elften brauchen, haben Sie ein ernsthaftes Problem am Hintern. Sie haben ihn nicht, Sie bekommen ihn nicht, es sei denn, Sie kaufen sich eine ganze Packung. Beim Preis von 2000 Yen, etwa zwanzig Euro, pro Katheter ein nicht gerade wirklich preiswertes Vergnügen. Aber nur so geht es dann hier weiter. Das Gleiche gilt für alle anderen Materialien auch, die man als Pumpenträger benötigt.

Was mich nun zu dem Problem bringt, Ihnen etwas über das Gesundheitssystem in Japan zu erzählen. Welche Unterschiede gibt es? Wenn es welche gibt, sind sie groß?

Nun, gehen wir die Sache mal logisch an.

In Deutschland zahlen Sie derzeit etwas mehr als fünfzehn Prozent Ihres Bruttolohnes an die Krankenversicherung, geteilt in Arbeitgeber- und Arbeitnehmeranteil. Hier in Japan hingegen ist es der Wahnsinnsbetrag von drei Komma fünf (in Ziffern: 3,5) Prozent.

Noch bis Ende Dezember des Jahres 2012 mussten Sie in Deutschland die Praxisgebühr von zehn Euro löhnen, trösten Sie sich, es sind ja nur zehn Euro gewesen. Und die auch nur einmal im Quartal, dann aber bei jedem Arzt, wenn Sie ohne eine Überweisung kamen. Hier in Japan behandelt man so ein Problem ganz anders.

Bei jedem Arztbesuch, wirklich bei jedem, muss man

dreißig Prozent der Kosten selbst bezahlen, das gleiche gilt auch für Medikamente. Krankenaufenthalte werden nach einer separaten Tabelle berechnet und müssen zu dreißig Prozent aus der eigenen Tasche bezahlt werden. Bei meinem letzten Aufenthalt, drei Tage, kamen unterm Strich und umgerechnet etwa 1300 Euro zusammen.

Haben Sie noch irgendwelche Fragen?

Man kann zwar einen Teil der entstandenen Kosten am Jahresende von der Steuer absetzen, die ersten 100000 Yen jedoch muss man immer aus eigener Tasche bezahlen.

Soviel zum Thema Gesundheitssystem. Es gäbe da sicher noch einige Dinge mehr zu erzählen, aber am Prinzip ändert sich nichts.

Aber in Japan gibt es eine verdammt gute Sache.

Auf allen Produkten, die in die Rubrik „essbar" fallen, ist fast grammgenau die Liste der Bestandteile aufgeführt. Als Diabetiker hat man damit quasi ein Freilos gezogen, sofern man gelernt hat, mit den Informationen umzugehen, die man erhält. Ich selbst habe meine Ärztin zwar schon oft danach gefragt, aber es gibt in dem Land keine direkten Schulungen für Diabetiker. Sollte man Fragen haben, dann werden diese im so genannten Careroom der Station von einer dazu ausgebildeten Schwester beantwortet.

Wenn Sie als Diabetiker in Deutschland zum Arzt gehen, so wird der sicher auch immer einige Tests durchführen, um zu erkennen, ob es Probleme durch den Diabetes gibt. Der Test mit der Stimmgabel zum Beispiel, der Spitz-Stumpf-Test und wie sie alle heißen mögen. Sie werden ab und an mal zu weiteren Untersuchungen geschickt, um sicherzustellen, dass alles in Ordnung ist. Hier warte ich nun schon seit meinem ersten Arztbesuch auf so eine Untersuchung. Die Möglichkeiten gibt es schon, aber dann müsste ich mich einige Tage in die Klinik legen. Hallo? Für einen Stimmgabeltest? Tja, andere Länder, andere Sitten, wie man so schön sagt.

Nein, ich habe im Grunde genommen keinen Grund,

mich über etwas zu beklagen. Ich bekomme alles, was ich benötige, ich bekomme es, wann ich es benötige. Ich muss auch hier nicht immer mit meiner Ärztin einer Meinung sein, das war ich in Deutschland auch nicht, aber solange sie mich machen lässt, wie ich es in vielen Schulungen in Deutschland gelernt habe, solange sie mir keine Vorschriften machen will, die ich so wie so nicht einhalten würde, solange besteht die echte Chance, dass wir auch weiterhin gut miteinander auskommen.

Das Leben hier in Japan ist anders, die Kultur ist anders, die Sitten auch.

Man muss nur lernen, das Gute aus allem zu kombinieren. Das Gute aus Deutschland ist, dass man uns in den Schulungen eigenständiges Denken beigebracht hat, dass man uns dazu ermutigt hat, die Dinge der Gesundheit in die eigenen Hände zu nehmen. Das Gute an Japan ist, dass man dazu gezwungen ist, über alles eigenständig nachzudenken, die eigenen Entscheidungen immer wieder zu hinterfragen und die Dinge der Gesundheit in die eigenen Hände zu nehmen.

Und - man hat es etwas leichter, wenn es um das Essen geht, man liest, was man isst.

Und so fühle ich mich in beiden Kulturen wohl, habe beide in mir vereinigt und komme gut damit zurecht, wie man sieht.

In meiner Frau habe ich eine große Hilfe und wertvolle Unterstützung gefunden, einen Menschen, der mit mir an einem Strang zieht, und noch dazu in die gleiche Richtung. Sie hat mir schon mehr als einmal aus einer brenzligen Situation helfen können, sie hat sich im Laufe der Jahre so viel Wissen angeeignet, dass ich mich inzwischen auf ihr Urteil verlassen kann.

Danke, dass es dich gibt, mein Schatz!

Auf den Händen

Der Tag hat vierundzwanzig Stunden, jede davon hat sechzig Minuten mit sechzig Sekunden. Und jede einzelne Sekunde kann einem erscheinen wie eine Ewigkeit, vor allem dann, wenn man sich in einer Klinik aufhält.

Was macht man mit dieser Zeit? Wie schafft man es, den Tag über die Runden zu bringen? Gibt es nicht etwas, womit man sich beschäftigen und somit die Zeit vertreiben könnte?

Immer Spazieren gehen machte keinen Spaß mehr, wir kannten die Umgebung mehr als zur Genüge, jeder Stein war uns bekannt, mit den Bäumen waren wir inzwischen per du, die Zäune am Straßenrand erzählten uns immer wieder die eine oder andere Geschichte, die wir aber auch schon kannten. Was zum Henker sollten wir nur machen?

Wenn es uns all zu langweilig wurde, sind wir gern in den Sportraum der Klinik gegangen, haben dort Tischtennis gespielt oder uns auch nur einfach unterhalten. Oft haben wir bei unseren Aktionen Musik gehört, hier waren wir wenigstens allein. Wir waren noch jung, im Schnitt zwanzig Jahre jung und eine bunte Mischung von Menschen. Einige, die schon in den gelernten Berufen arbeiteten, andere waren noch Studenten. Und so kam es immer wieder zu heftigen Diskussionen.

So wie immer, wenn Theoretiker und Praktiker aufeinander trafen, prallten auch hier die Meinungen und Erfahrungen der beiden Seiten aufeinander. Es war immer interessant und vor allem oft so, dass man mit mehr Wissen den Raum verließ als man ihn betrat.

Einer der Patienten, ein Maschinenbaustudent, hatte

eine besondere Fähigkeit, die er gern übte und auch ausführte. Einem Artisten gleich, konnte er auf den Händen laufen, und das nicht nur über zwei, drei Meter, sondern auch über eine längere Strecke.

Wie lang war unsere Station? Doch, ja, Ihre Frage ist sehr gut. Ich kann sie nur nicht beantworten! Ich glaube, dass das Klinikgebäude eine Seitenlänge von etwas mehr als fünfzig Metern hatte. Ich weiß es nicht.

Ich weiß nur, dass eben dieser Patient in der Lage war, die gesamte Länge der Station auf den Händen zu laufen.

Versuchen Sie, sich diese Strecke einmal vorzustellen. Einmal längs durchs Gebäude, und das auf Händen! Ich bin noch immer beeindruckt. Ich könnte Ihnen auch den Namen des betreffenden Patienten verraten, aber wie ich Ihnen schon sagte, ich werde absolut keine Klarnamen nennen.

Wir waren über seine Fähigkeiten jedenfalls immer wieder erstaunt. Ich meine, ein normaler Mensch hat sehr oft schon Probleme, überhaupt in den Handstand zu kommen und dann wenigstens ein paar Sekunden auf den Händen stehen zu bleiben. Und dieser junge Mann machte das minutenlang und lief auch noch dazu. Aber er sagte auch dazu, dass er diesen Handlauf nur auf Untergründen machen konnte, die glatt waren und keine Steine aufwiesen, wie zum Beispiel Asphalt. Er lief also nur auf Untergründen in Gebäuden. Und der Fußboden auf unserer Station war aus Linoleum, frisch gewischt und immer so gut wie klinisch rein. Die Putzfrauen wuselten den ganzen Tag über die Stationen.

Es war mal wieder so ein langweiliger Tag.

Die Sonne war schon hinter den Bäumen am Horizont verschwunden, der Abend näherte sich seinem Höhepunkt, dem Abendessen.

Kurz vor dem Spritzen am Abend sind wir auf Station angekommen. Den Teil des Tages, der nach dem Mittagessen kam, hatten wir in der Nachbarstadt verbracht, wir waren in Wolgast, einer kleinen Stadt an der Ostküste der Ostsee, das Tor zur Insel Usedom. Hier gab es nicht nur einen Hafen, hier gab es auch nette Geschäfte und Cafés, in denen wir gern saßen.

Im Hafen lag gerade ein altes Segelschiff vor Anker, und wir nutzten die Chance, uns das Schiff anzusehen. Ich war schon damals von diesen alten Klippern fasziniert und bin es noch heute. Meine Frau schimpft schon, wenn ich mir die Zeit nehme, die Modellbaugeschäfte nach Bausätzen für die alten Schiffe zu durchsuchen. Und das ist in Japan nicht gerade einfach, um mal eine Verbindung zu meiner jetzigen Heimat herzustellen.

Der Nachmittag verging fiel zu schnell, während der Zugfahrt zurück in die Klinik hatten wir noch jede Menge Spaß, der Fußweg vom Bahnhof zur Klinik war eindeutig zu kurz für all die Worte, die wir uns zu sagen hatten. Ein gelungener Tag.

In den Zimmern hatten wir die Schuhe und Jacken abgelegt. Wenn wir zum Spritzen kamen, dann durften wir das nur ohne Jacken und nur in normalen Hausschuhen, so lautete eine der Regeln auf der Station.

Wie ich schon mehrmals sagte, es geschah alles noch in der DDR. Es gab damals noch keine Möglichkeiten, den Blutzucker mal eben schnell selbst zu testen, es gab die technischen Voraussetzungen noch nicht, und so mussten wir uns alle an die Vorgaben halten, die man uns hier in der Klinik machte. So durften wir uns damals auch nicht selbst spritzen, durften kein Insulin in den Zimmer lagern und so weiter.

Beim Spritzen war es so, dass man auf einer Liste seinen Namen suchen musste. Hinter dem Namen war dann notiert, wie viel Insulin welcher Sorte man zu welcher Zeit spritzen musste. Das meiste Insulin kam aus DDR-Produktion, es gab aber auch Insuline aus dem Ausland, die bei den Patienten eingesetzt wurden, die mit den einheimischen Insulinen nicht zurecht kamen. Ich gehörte nicht zu jenen Patienten.

Man suchte also seinen Namen, las ab, wie viele Einheiten von welchem Insulin man spritzen musste und sagte die Menge bei der Schwester an. Zuvor hatte man seinen Namen schon abgehakt, um sicher zu stellen, dass man nicht mehrmals zum Spritzen kam. Wessen Name nach der regulären Spritzenszeit nicht abgehakt war, wurde von den diensthabenden Schwestern gesucht. Es kam oft vor, dass die Patienten einfach nur auf dem Bett lagen und sich eine Mütze Schlaf gönnten. Das war eine eher harmlose Variante, um sich einen Rüffel einzufangen. Viel mehr Ärger bekam man, wenn man zur Spritzenszeit nicht auf Station war, weil man sich irgendwo festgequatscht oder der Zug Verspätung hatte, oder aus welchen Gründen auch immer man nicht da war. Dann geriet man regelmäßig in Erklärungsnot.

Wir waren damals noch jung und hatten teilweise mehr als nur Flausen im Kopf. Und durch diese Flausen kam es auch zu der Idee, von der diese Geschichte erzählt.

Wir waren alle schon zum Spritzen erschienen und hatten uns dabei nicht nur unsere eigenen Mengen gemerkt, sondern auch die des Patienten, der lange Strecken auf den Händen laufen konnte. Wir hatten seinen Namen noch nicht abgehakt, so, wie wir es auch besprochen hatten. Das sollte erst der von uns machen, der unmittelbar hinter ihm an der Reihe war.

Der junge Mann sprang also vor der Tür zum Stationszimmer, in dem wir unser Insulin gespritzt bekamen, in den Handstand, kam zur Ruhe, brachte seinen Körper ins Gleichgewicht, ließ sich von einem anderen das Hosenbein ein wenig nach unten ziehen, also nach oben, da er ja auf den Händen stand, und ging auf seinen Händen durch die Tür ins Behandlungszimmer. Er stand in der Schlange und die Schwester nahm zuerst gar nicht wahr, dass da jemand verkehrt herum in der Schlange stand.

Die meisten der Anwesenden mussten sich das Lachen

verkneifen. Wir alle kannten den jungen Patienten als sehr humorvollen Menschen.

Er nannte der Schwester die Menge des Insulins, dass er zu spritzen hatte, die Schwester nahm eine Spritze, zog die genannte Menge des genannten Insulins auf, drehte sich um – und sah sich einer behaarten Männerwade gegenüber, vor der sie ziemlich heftig zurück schreckte.

Wir kannten auch die Schwester der Spätschicht als einen Menschen mit viel Humor, bei einer anderen Schwester von dieser Station hätten wir uns so einen Scherz gar nicht erlauben dürfen. Sie war nur wenige Jahre älter als wir. Sie war auf ihre eigene Art streng zu uns Jungs, aber nie ungerecht.

Sie legte die Spritze erst einmal auf den Tisch zurück, stemmte die Hände in die Hüfte und sagte:

„Tja, Herr XXX (Anm. des Autors: XXX steht für den Namen des Patienten, der mir noch immer bekannt ist, hier aber nicht genannt wird). Schlecht rasiert heute. Dann kommen Sie doch erst mal wieder auf die Beine."

Der Patient stellte sich wieder auf die Beine. Sein rotes Gesicht war nicht zu übersehen und die Schwester hieb noch einmal in die gleiche Kerbe:

„Geht es Ihnen nicht gut? Haben Sie Fieber? Sie haben so ein rotes Gesicht." Sie legte ihm die Hand auf die Stirn, als ob sie seine Temperatur fühlen wollte. „Nee, ich glaube nicht, dass Sie Fieber haben. Ich wollte schon anfangen, mir Sorgen zu machen."

Sie musste lachen und alle fielen in den Chor der Lachenden ein.

Er bekam sein Insulin, in den Zimmern machten wir uns fertig für den Weg zum Speisesaal und wir gingen zusammen los, um vor dem Essen noch schnell eine Zigarette zu rauchen, wie immer vor den Mahlzeiten.

Wir müssen uns sogar das Insulin pumpen

Ich liebe Wortspielereien, wie Sie sicher schon bemerkt haben. Sich das Insulin pumpen, klingt doch irgendwie lustig, oder? So nach dem Motto:

„Hey Alter, haste mal ´ne Einheit?"

Und dabei ist es doch so ernst, wie ich Ihnen sofort sagen muss.

Insulin kann man ja auf die verschiedensten Arten in den Körper bringen. Die gängigste Methode, das Hormon der Bauchspeicheldrüse in den Kreislauf zu bekommen, war, ist und bleibt sicher das Spritzen. Und für das Spritzen gibt die verschiedensten Therapieformen.

Meist wird von den Patienten die so genannte Basis-Bolus-Therapie praktiziert, bei der man sich morgens und abends eine bestimmte Menge eines lange wirkenden Insulins spritzt. Und dann wird zu den Mahlzeiten ein Bolus gespritzt, mit dem man zum einen die Korrektur eines zu hohen Blutzuckers vornehmen kann und zum anderen kompensiert man damit den in der Nahrung als Kohlenhydrat vorhandenen Zucker. Sicher, man muss vorher den Zucker messen, muss ein wenig rechnen, und dann kann es losgehen. Immer rein mit dem Zeug!

STOPP! So einfach ist es nun doch wieder nicht. Es kommt auf so viele kleine Dinge an. Wann hat man das letzte Mal gespritzt, wann zuletzt gegessen, was möchte man essen, will man sich viel bewegen, steht Stress bevor, um nur einiges von dem zu nennen, woran ein Diabetiker den ganzen Tag denken muss.

Gott sei Dank sind aber die Zeiten der Restriktionen

vorbei. Modernste Technik macht heute in wenigen Sekunden möglich, was früher Minuten oder gar Stunden dauerte.

Insulin ist ein Hormon, das in der Bauchspeicheldrüse, im Pankreas, gebildet und dann je nach Bedarf, hauptsächlich nach dem Essen, in den Körper abgegeben wird. Ich sagte ja schon, im Normalfall merken Sie gar nichts davon. Bei einem Gesunden gibt es nur eine Sorte Insulin, für uns Diabetiker jedoch gibt es ich weiß nicht wie viele Sorten.

Viel wichtiger als die Anzahl der verschiedenen Sorten ist der Unterschied in der Wirkungsdauer eines Insulins. Denn es gibt definitiv ein paar Dinge, die man mit einem Insulin, das nur eine kurze Zeit wirkt, machen kann, die jedoch mit einem lange wirkenden Insulin nicht machbar sind. Und das gilt natürlich auch umgedreht.

So kann man mit einem Depot-Insulin, wie man Langzeitinsuline auch manchmal nennt, zum Beispiel nicht den Blutzuckeranstieg nach einer Mahlzeit abfangen, und mit einem Normalinsulin, wie man die Insuline, die nur eine kurze Zeit wirken, auch nennt, kann man keine Abdeckung des basalen Insulinbedarfs erreichen.

Basaler was?

Okay, ganz langsam, keine Panik. Tief durchatmen, ein und aus.

Jeder Mensch hat diesen basalen Insulinbedarf, auch Sie. Damit ist die Menge an Insulin gemeint, die der Körper zum reibungslosen Funktionieren benötigt, auch dann, wenn man nichts isst, nichts trinkt und sich auch bei den Bewegungen weitestgehend zurück hält.

„Hallo Schreiberling! Sie haben da aber einen gewaltigen Fehler gemacht!" werden mir nun die Insulinpumpenträger und die Mediziner der Fachrichtung Diabetologie entgegen halten. „Man kann auch mit einem Kurzzeitinsulin den kompletten Insulinbedarf abdecken."

Stimmt, und stimmt nicht. Zum einen kann man den basalen Insulinbedarf auch mit einem Normalinsulin abdecken, aber zu welchem Preis? Alle vier bis sechs Stunden neu spritzen, in der Nacht aufstehen, nur um sich zu spritzen. Und wenn man eines der ganz modernen Insuline benutzt, dann kann man den Schlaf vergessen. Das sehr häufig benutzte gentechnisch veränderte Insulin des Pharmakonzernes mit einem Frauennamen – aufgrund der Bestimmungen des Pharmagesetzes der BRD wäre das Nennen des Produktnamens Werbung für ein verschreibungspflichtiges Medikament und ist verboten - hat eine Wirkungsdauer von etwas mehr als zwei Stunden. Nun, da wünsche ich Ihnen schon mal eine entspannende gute Nacht.

„Und das kann man benutzen? Bei dir piept es ja!"

Ja, auch das stimmt. Ab und an macht es das, und das sogar im wahrsten Sinne des Wortes. Denn ich und viele andere Patienten in meiner alten Heimat tragen eine Insulinpumpe. Gibt es mit dem Gerät ein Problem, dann wird einem das entweder durch eine Vibration oder einen Piepton mitgeteilt. Und dann kann man getrost sagen:

„Bei dir piept es!"

Die beste Lösung für das Problem einer kontinuierlichen Insulinversorgung ist nun einmal eine Insulinpumpe. Und so kommt auch der Name für diese Art der Insulinbehandlung zustande: CSII, ausgesprochen als „Continuous Subcutaneous Insulin Infusion", zu gut Deutsch: Kontinuierliche Insulin-Infusion in das Unterhautfettgewebe.

Ich möchte nun einmal etwas intensiver auf das Thema der Behandlung mit einer Insulinpumpe eingehen.

Da wäre zuerst die Frage zu beantworten, was eine Insulinpumpe überhaupt ist.

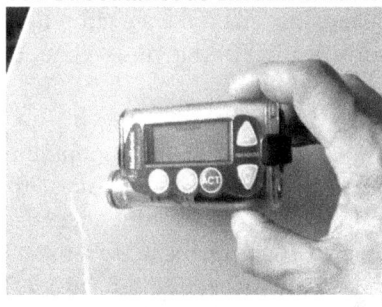

Abb. 5 Minimed-Insulinpumpe von Medtronic®

Eine Insulinpumpe ist im Grunde genommen, und ich liebe diesen Satz, nichts anderes als ein kleiner dummer Computer, der wie all die anderen kleinen dummen Computer nur das macht, was man ihm vorgibt.

Je nach Hersteller des Gerätes variieren Form, Farbe und Ausstattung. Während sowohl Form als auch Farbe mehr für Freunde der Ästhetik wichtig sind, ist die Ausstattung für alle ein wichtiges Thema.

Was kann das Gerät, was kann es nicht? Die Entwicklung geht hier immer weiter und wie ich erfahren habe, es gibt inzwischen einsatzfähige Geräte, die auf den aktuellen Blutzucker reagieren können. Super!

Die wichtigste Funktion der Insulinpumpe ist die ständige Versorgung des Körpers mit einer genau abgestimmten Menge Insulin. Die Abgabe erfolgt im Regelfall in relativ kurzen Intervallen, bei meinem Modell alle drei Minuten. Dann wird eine winzige Menge Insulin in den Körper gespritzt.

Eine andere wichtige Funktion ist die Möglichkeit, mit der Pumpe beim Essen oder zur Korrektur einen Bolus abgeben zu können. Der so genannte Bolus ist die Menge Insulin, die man braucht, um das Essen zu kompensieren oder einen zu hohen Blutzucker wieder in den Normalbereich zu senken. Einfach nur solange immer wieder den Knopf für den Bolus drücken, bis man die gewünschte Menge erreicht hat, dann nur noch die Bestätigung von der Pumpe abwarten und schon geht es los.

Immer rein damit!

Die meisten der heutzutage verwendeten Insulinpumpen sind wasserdicht. STOPP! Ich habe gesagt: die meisten der Pumpen, nicht alle. Das Modell, das ich momentan benutzen muss, hat diese Luxusausstattung nicht. Ich muss also immer aufpassen, um nicht unvorbereitet auf zu viel Wasser zu treffen. Macht sich während der Arbeit in einer Küche zum Beispiel sicher nicht immer gut. Aber okay, der Mensch gewöhnt sich ja an alles.

Von einer Bekannten habe ich von einer neuen Pumpengeneration gehört. Diese Generation ist inzwischen so weit, dass sie nicht nur Insulin abgeben kann. Sie misst auch den aktuellen Blutzucker und kann darauf reagieren, indem sie Vorschläge für die aktuell zu spritzende Insulinmenge macht. Ich finde das sehr positiv, ein weiterer Fortschritt.

Ich kann mich noch an meine allererste Insulinpumpe erinnern, ein Modell aus Berlusconi-Land.

Schon von der Konstruktion her eine Katastrophe, vom Handling her, nun ja, warum einfach, wenn es auch kompliziert geht?

Und von Luxus absolut keine Spur. Dieses Modell hatte nur eine Basalrate, die man über zwei kleine Drehrädchen einstellte. Was ist denn nun wieder eine Basalrate? Das ist die Menge an Insulin, die man über den Tag verteilt insgesamt benötigt, sagte ich ja schon.

An dem italienischen Modell wurde die Basalrate eingestellt, dann schlicht durch vierundzwanzig geteilt und gleichmäßig abgegeben.

Nee, das konnte nicht gut gehen, da mein Körper nicht ganz so reagiert, wie man das aus der Statistik entnehmen kann.

In den frühen Morgenstunden brauche ich wesentlich mehr von dem Hormon als zu allen anderen Tageszeiten. Ich hatte jedoch auch keine Lust, jeden Tag um ein Uhr aufzustehen, dann die Basalrate mit der Hand zu ändern, noch ein wenig schlafen, um fünf Uhr wieder aufstehen, die Basalrate wieder ändern. Leute, da braucht man dann auch keine Pumpe. Das kann ein normales Langzeitinsulin auch, nur mit dem Unterschied, dass man mit einem Insulin in der Nacht durchschlafen kann.

Irgendwann kamen dann die ersten Pumpen aus Holland nach Deutschland, die schon mal zwei Basalraten hatten, so dass man die eine während des Tages und die andere während der Nacht benutzen konnte. Aber – man musste damals immer noch auf das Insulin achten.

Die modernen Insuline gab es damals noch nicht, und bei den bis dahin verwendeten Insulinen trat die Wirkung erst nach etwa zwei Stunden ein, man musste die Pumpe also immer so programmieren, dass zum Beispiel für die Zeitspanne von zwölf bis dreizehn Uhr die Menge Insulin abgegeben wird, die man in der Zeit von vierzehn bis fünfzehn Uhr benötigt.

Ja, so war das damals, ein wenig komisch. Heute geht das alles viel einfacher, da die modernen Insuline fast sofort wirken, im Vergleich zu den alten. Die Pause von zehn Minuten bis zum Wirkungseintritt kann man beinahe als vernachlässigbar verbuchen.

Das Leben mit einer Insulinpumpe hat nicht nur angenehme Seiten. Sicher, man muss nicht mehr zu einer festgelegten Uhrzeit aufstehen, kann also auch mal in aller Ruhe ausschlafen. Man ist nicht mehr an feste Zeiten gebunden, denn die Grundversorgung mit Insulin ist ja sichergestellt. Man verschreckt auch keine anderen Leute mit dem Spritzen, da man das ganz unauffällig mit nur einem Finger machen kann.

Und wenn man die Pumpe am Gürtel trägt?

Mir ist es mehr als nur einmal passiert, dass mich Technikfreaks allen Ernstes gefragt haben, von welchem Hersteller denn das Handy sei, das Modell würden sie noch nicht kennen.

Aber es gibt auch die andere Seite, die negative. Wenn Sie eine Pumpe tragen, müssen Sie für ihre Urlaubsreise ein wenig mehr Platz im Koffer einplanen, und den benötigt dann das Pumpenzubehör, das Sie dann immer mitnehmen müssen. Die Katheter, neues Insulin, Batterien, aber auch Ersatzspritze, Teststreifen und einiges andere mehr. Wenn ich mich auf eine Reise vorbereite, dann ist das immer eine heikle Sache, denn ich darf nichts vergessen. Das ist eine negative Seite am Dasein eines Pumpenträgers. An meiner Arbeitsstelle ist ein kleiner Platz nur für mich reserviert, weil dort meine Ersatzutensilien lagern. Das ist mehr als überlebenswichtig, wie ich leider schon am eigenen Leib erfahren musste.

Aber egal, wie man zu einer Pumpe steht, eines wird sich durch dieses kleine Gerät sicher niemals ändern:

Als Träger einer Insulinpumpe müssen Sie sich sogar das Insulin pumpen, und das im wahrsten Sinne des Wortes.

Wackeln für die Gesundheit

Der Diabetes wird im Regelfall mit einer Kombination aus verschiedenen Maßnahmen behandelt. Zum einen durch die Gabe von Medikamenten, je nach Diabetesart sind das Insulin oder Tabletten, als zweites Standbein die Diät, an die sich aber die wenigsten halten und drittens mit Bewegung.

Insulin und Bewegung zeigen im Endeffekt die gleiche Wirkung: beide senken den Blutzucker, egal, ob man Diabetiker ist oder nicht.

Und dieses Prinzip setzte man in DDR-Zeiten bewusst bei der Behandlung des Diabetes ein. Sie würden es heute sicher mit vollkommen anderen Augen sehen, als wir es taten, und heute ist es vom Gesetz her auch nicht mehr erlaubt, diese Methode in dieser Form einzusetzen. Irgendjemand kam vor Jahren auf die Idee, es als ungesetzlich zu betrachten und seit dieser Zeit darf diese Methode der Diabetesbehandlung nicht mehr durchgeführt werden und ist komplett aus den Behandlungsplänen gestrichen worden: die gute alte, von uns Diabetikern gehasste Arbeitstherapie.

Arbeitstherapie ist doch ein schönes Wort, oder? Jedenfalls viel angenehmer im Klang als Arbeitsbeschaffungsmaßnahme oder 1-Euro-Job.

Nun, wie auch immer man es sieht, sie erfüllte ihren Zweck nicht nur im Bezug auf die Einstellung des Diabetes, sondern auch aus Sicht der Vermeidung von Langeweile. Sie werden heute sicher schmunzeln, ich nehme mich da nicht aus, aber uns war das damals wichtig. So ein Tag in einer Klinik hat auch nur vierundzwanzig Stunden und die kann man nicht immer schlafend verbringen. Und wenn Visiten und angesetzte Behandlungen vorbei waren, dann schlug sie erbarmungslos zu, die große grüne Langeweile. Was sollte man machen? Wie kann man die Zeit bis zur nächsten Mahlzeit elegant überbrücken?

Nun stellen Sie sich die Arbeitstherapie bitte nicht als eine Art Frondienst vor, bei dem die Patienten wie Sklaven arbeiten mussten. Sicher, nicht alle Arbeiten waren immer angenehm. Aber zum einen konnte man sich einen Teil selbst aussuchen, zum anderen versuchte man, die Patienten weitestgehend so einzusetzen, dass sie die Fähigkeiten, die sie im Beruf erworben hatten, auch hier einsetzen konnten. Das gelang nicht immer, war ja gar nicht anders möglich. Wie wollen Sie einen Maschinenbauingenieur in einem Krankenhaus möglichst berufsnah einsetzen? Geht einfach nicht.

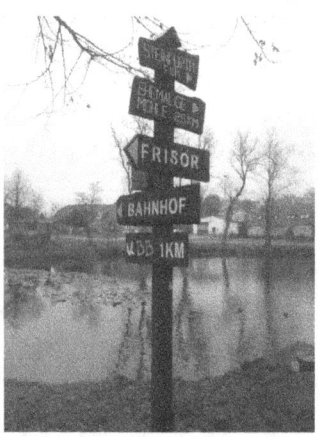

Ergebnisse der Arbeitstherapie in Karlsburg, © Guido Syska

Aber wir haben immer unseren Spaß gehabt. Ich selbst habe die Arbeitstherapie in zwei Kliniken kennen gelernt, einmal in Karlsburg und einmal in Saalfeld. Die beiden Orte kann man nicht miteinander vergleichen, ebenso wenig kann man das mit der Arbeitstherapie in den Kliniken machen.

In Karlsburg gab es für die Verteilung der Arbeiten eine zentrale Anlaufstelle. Hier trafen sich zweimal am Tag die Teilnehmer der Arbeitstherapie, legten ihre Therapiekarten in ein Fach, bekamen ihre Arbeiten zugewiesen und los ging es. Es gab immer verschiedene Arbeiten zu erledigen.

Wir Männer blieben zum größten Teil in der Werkstatt, in der dann meist Arbeiten mit Holz ausgeführt wurden. Die Jüngeren hingegen übernahmen gerne, und das sogar freiwillig, die anfallenden Arbeiten in dem zur Klinik gehörenden Fahrradschuppen. Da war man zum einen weit weg von der Kontrolle durch den Arbeitstherapieleiter, der war ja in seiner Werkstatt, und zum anderen konnte man während den Arbeiten auch in relativer Ungestörtheit die eine oder andere Zigarette rauchen. Und die Arbeit?

Ein Fahrrad aus dem Schuppen holen, alles kontrollieren, ölen, gut putzen, die Felgen nicht vergessen!, eine kleine Testfahrt, fertig, wieder in die Box schaffen und beim nächsten Fahrrad das Gleiche von vorn. Gar keine schlechte Sache.

Ich hatte im normalen Berufsleben zu Hause mit der Programmierung von Computern zu tun. Nun, in einem Krankenhaus ist es normalerweise nicht möglich, dies zu tun.

Während eines Aufenthaltes in Karlsburg hatte ich allerdings wahnsinniges Glück.

In der Abteilung Logistik der Klinik suchte man nach einer Möglichkeit, sich das Ausfüllen der Bestellformulare durch den Einsatz von Computern irgendwie zu erleichtern. Heute gibt es die dafür notwendige Software in jedem Computerladen zu kaufen, aber damals, in der DDR? Woher sollte man die Software denn nehmen?

Ich hatte in der Zeit gerade mein erstes kleines Programm zur Erfassung von Blutzuckerwerten fertig und in die Klinik mitgebracht, weil ich wusste, dass man sich hier in einer Abteilung auch mit solchen Problemen befasste.

So ergab sich für mich die Chance, in einem Büro an einem Computer zu arbeiten. Es hat sicher ein paar Tage gedauert, bis ich das Programm fertig hatte und ich kann nicht sagen, ob man dieses Programm auch eingesetzt hat oder nicht, aber es hat mir unheimlich viel Spaß gemacht und auch etwas Geld in die Taschen gespült.

Es gab eine Regelung, nach der man bei besonders guten Leistungen in der Arbeitstherapie von der Klinik mit einer Geldprämie belohnt werden konnte. Okay, dafür musste man dann schon wirklich mehr als nur sehr gute Leistungen bringen, aber mir war dieses Kunststück gelungen. Es war schon ein erhebendes Gefühl, vor allen Teilnehmer an der Arbeitstherapie namentlich genannt zu werden und danach einen kleinen Umschlag in die Hand gedrückt zu bekommen, in dem sich Geld befand. Ich glaube, ich hatte es sogar fertig gebracht, die höchstmögliche Prämie abzufassen. Ich war schon ein wenig stolz darauf.

In Saalfeld hingegen gab es dieses Prämiensystem nicht. Und man hatte auch nicht die Auswahl, ob man Vogelhäuschen bauen oder Fahrräder reparieren wollte. In Saalfeld gab es nur die Möglichkeit, irgendeine Arbeit unter freiem Himmel zu machen. Entweder in der klinikeigenen Gärtnerei oder auf den weitläufigen Wiesen rund um das Gebäude. Gern übernahm man die Arbeiten in der Gärtnerei. Warum? Nun, auch der Weg zur eigentlichen Arbeitsstelle wurde als Therapie angesehen und der Weg war lang, sehr lang. Man musste den Weg am Berg nicht nur hinunter laufen, sondern nach dem Arbeitsende auch wieder hinauf.

Zum anderen war die Leiterin der Gärtnerei eine sehr angenehme Person mit viel Witz und einem goldenen Herzen. Es machte Spaß, hier zu arbeiten und komischerweise wurde meist viel mehr geschafft als geplant. Es war halt die Stimmung, die hier herrschte, die einem das Arbeiten zu einem Genuss machte, sofern so etwas überhaupt möglich ist. Dabei kam dann noch der Effekt zum Tragen, dass selbst geerntetes Gemüse einfach besser schmeckt als gekauftes. Kennen Sie sicher auch, oder etwa nicht? Wie es einem in Karlsburg dann und wann passieren konnte, dass man auf einem der Wege spazieren geht und einen der Wegweiser findet, den man dort, in der Werkstatt eigenhändig bemalt oder repariert hat. Man steht dann vor dem Schild, schaut es sich noch einmal sehr genau an und in einem steigt ein wenig Stolz auf. Oder man findet eine Ecke, bei der man sagt, das hätte ich aber doch besser machen können.

Und so wurden mit der Arbeitstherapie immer mehrere Dinge gleichzeitig erreicht. Zum einen wurde durch die Arbeit der Blutzucker gesenkt, was der Gesundheit zugute kam, der Tag hatte so etwas wie eine Struktur, es gab weniger Langeweile und es wurden neue Dinge geschaffen oder erneuert. Geflucht haben alle, Lust hatte eigentlich keiner, mitmachen musste aber jeder, sonst gab es die heißbegehrte Unterschrift des Leiters nicht. Und ohne diese Unterschrift gab es, und das vollkommen ohne Aufpreis, einen Rüffel von der Stationsärztin.

Heutzutage ist es verboten, Patienten zu irgendwelchen Arbeiten heran zu ziehen, die in einer Klinik anfallen.

Dass ein sinnvoller Zeitvertreib zum Gesund werden gar nicht mal schlecht ist, soweit kommt man bei den Gedanken nicht. Die Verantwortlichen bei Krankenkassen und Gesetzgebern schauen nur auf den Fakt, dass sich ein Patient dann gegebenenfalls unter Umständen vielleicht eventuell verletzen könnte, dann würden wieder neue Fragen der Versicherung auftauchen. Was macht ein Politiker zwischen 12 Uhr und Mittag? Er versucht, nachzudenken.

Nur mal so als Gedankenanstoß: Wenn mich die große, grüne Langeweile befällt, dann komme ich oft auf die sinnlosesten Ideen, um mir die Zeit irgendwie zu vertreiben. Und das die allesamt ungefährlich sind, sorry, mein Leben findet nicht in Watte statt. Man kann auch über die Teppichkante stürzen und sich dabei das Genick brechen. Es soll auch schon Fälle gegeben haben, bei denen Menschen im Waschbecken ertrunken sind.

Nachdenken, Leute, einfach nur mal nachdenken, das soll manchmal sogar helfen.

Du bist noch nicht alt genug zum Rauchen

Die DDR war ein kleiner Staat zwischen Polen im Osten und der Bundesrepublik Deutschland im Westen. Hätte man damals über die Ostsee nach Norden schwimmen dürfen, man wäre früher oder später in Schweden oder Finnland angekommen. Im Süden grenzte die DDR dann an die Tschechoslowakische Republik, wie dieses Land damals noch hieß.

Der Staat, den es heute nicht mehr gibt, bot vor längerer Zeit etwa siebzehn Millionen Menschen ein zu Hause, Arbeit und Einkommen. Nein, es war wirklich nicht alles in Ordnung. Es gab Menschen, die damals unzufrieden waren, aber solche Menschen werden Sie auch in einem Land finden, in dem einem lecker gebratene Täubchen in den Mund fliegen und Milch und Honig fließen.

Ich kann, will und werde nicht für alle sprechen, ich kann das nur für meine Person tun. Und mir gefiel es in diesem Land. Ich bin nun einmal ein gelernter DDR-Bürger und ich stehe dazu. Ich hatte alles, was ich zum Leben brauchte.

Dass mich meine Wege nicht in die von allen erwartete Richtung führten, das steht auf einem ganz anderen Blatt Papier. Heute weiß ich auch, woran es damals lag, und vielleicht hätte ich sogar die Chance, etwas einzuklagen, nur für mich würde das absolut nichts an den bestehenden Fakten ändern und auch nichts mehr bringen außer neuem Frust. Ich weiß heute, welche Menschen mir meinen Weg damals verbaut haben, aber wie ich Ihnen schon mehrmals sagte, ich werde auch hier keine Namen nennen.

Aber eines ist mir im Laufe der Zeit auch klar geworden: Wäre ich den Weg gegangen, den ich gehen wollte, ich wäre nie an dem Punkt angekommen, an dem ich heute stehe. Und glauben Sie mir, ich liebe diesen Punkt!

Wenn man heute an die DDR denkt, dann fällt einem meist sofort der Umstand ein, dass es nicht immer alles für alle zu kaufen gab. Und das waren nicht nur Autos oder Bananen. Und trotzdem, alle machen es immer an diesen Produkten fest. Wieso eigentlich? Wie oft kaufen Sie ein Auto? Und wenn Sie jeden Tag Bananen essen, sollten Sie dringend vom Labor Ihren Kaliumwert checken lassen.

Neben all den Dingen, die es damals nicht immer zu kaufen gab, waren es oftmals ganz die kleinen, profanen Dinge, die mehr durch Mangel denn durch Überfluss auf sich aufmerksam machten.

Es war also irgendwann zu DDR-Zeiten.

Mein Weg hatte mich wieder einmal nach Karlsburg geführt, dem kleinen Ort im Norden der DDR. Nun war es schon weiter im Süden nicht ganz so einfach, wirklich an alle Dinge heran zu kommen, hier im Norden sah es noch ein wenig schlimmer aus. Ein Besuch der örtlichen Kaufhalle glich mehr einem Gang ins Gruselkabinett. Ein sehr grasses Beispiel gefällig?

In dem Ort, in dem die wichtigste Einrichtung zur Behandlung und Erforschung des Diabetes lag, die es in der DDR gab, gab es auch eine Kaufhalle, in der man aber nur wenige der Produkte für Diabetiker finden konnte, die es unzweifelhaft gab. Wie kam das zustande? Ich weiß es nicht, ehrlich nicht. Heute ist es mir vollkommen egal, ich verzichte schon lange auf Diabetikerlebensmittel, sodass ich mich kaum noch daran erinnern kann, jemals welche zu mir genommen zu haben.

Aber egal, es war einmal, ist vorbei und kommt hoffentlich nicht wieder.

Ein bezeichnendes Symptom in der DDR war eben,

wie schon mehrmals erwähnt, der Mangel. Aber, was ist Mangel? Woran hat es gemangelt?

Ich meine, ich kann mich an keinen Tag erinnern, an dem ich zum Beispiel hungrig ins Bett gehen musste.

Sicher, wir hatten keine Erdbeeren zu Weihnachten, und Orangen oder Bananen gab es meist nur auf Zuteilung und dann auch fast nur in der Weihnachtszeit, aber es gab alles, was man zum Leben brauchte.

Der größte Mangel für viele war die nicht vorhandene Reisefreiheit. Ich persönlich habe das nie als Mangel empfunden. Das ist meine persönliche und subjektiv zu sehende Meinung, die man auf keinen Fall verallgemeinern sollte und darf. Ich bin in der DDR groß geworden, aber ich möchte sie nie wieder zurück haben.

In Karlsburg also, dem kleinen beschaulichen Ort nahe der Stadt Greifswald im Nordosten der Bundesrepublik, hatte ich wieder einmal für eine Zeit mein Quartier aufgeschlagen. Es war wie immer, die Routine machte einem zu schaffen, es gab keine großen Abwechslungen, nur war ich älter geworden, war meistens mehr oder weniger allein unterwegs, erkundete dann die Umgebung, lernte dabei auch schon mal neue Menschen kennen.

Einer dieser Menschen war eine Mitpatientin.

Sie war sehr klein vom Wuchs, was sie aber in den vielen Gesprächen, die wir führten, immer auf die lustige Art nahm. Sie kannte absolut keine Hemmungen, wenn es um ihre Körpergröße ging. Man muss auch dazu sagen, dass sie eine wirklich angenehme Erscheinung war, mit einem niedlichen, noch sehr jugendlich wirkenden Gesicht. Dazu ihre schlanke Gestalt, die kurzen, blonden Haare. Man sah ihr nicht an, dass sie schon auf die dreißig zuging.

Eines Tages sind wir zusammen in die Kaufhalle gegangen. Es war ein Donnerstag. Immer donnerstags kam die Lieferung der neuen Waren in den Verkaufsstellen an. In der DDR wurde die bestellte und verfügbare Ware immer an einem Donnerstag geliefert. Wieso das so war, weiß keiner.

Wie auch immer, wir waren schon am frühen Morgen auf dem Weg in die Kaufhalle.

Wir waren Raucher, und wir wollten an diesem Tag neue Zigaretten kaufen gehen. Es gab sicher ein paar Sorten an Zigaretten, die man immer kaufen konnte, wir aber wollten die qualitativ guten Zigaretten rauchen, nicht immer die Sorten, in denen der Rest der Produktion zu stecken schien.

In der Kaufhalle befand sich der Stand für Tabakwaren und Zeitungen gleich gegenüber dem Eingang, direkt hinter einem großen Fenster. Hinter der Glastheke eine Verkäuferin, die nicht mehr ganz schlank war, aber ein nettes Wesen hatte. Meine Mitpatientin ging also an den Stand und sagte:

„Ich hätte gern vier Schachteln XXX." (XXX steht für die Marke der Zigaretten, die ich hier nicht nennen möchte.)

Die Verkäuferin sah ihr ins Gesicht und antwortete:

„Und was sagt dein Vater dazu?" Die Mitpatientin sah der Frau hinter dem Tresen erzürnt ins Gesicht und fragte zurück:

„Wieso duzen Sie mich eigentlich?" Ihre Stimme war nicht nur gespielt böse, sie war wirklich böse.

„Du bist doch noch keine sechzehn Jahre alt." In der DDR durfte man ab dem Alter von sechzehn Jahren auch offiziell rauchen. „Hast du deinen Personalausweis dabei?"

Ich musste lachen. So eine ähnliche Geschichte hatte mir die Patientin schon erzählt. Sie sagte, sie hätte dieses Problem immer wieder und darum auch immer ihren Ausweis dabei. Sie zog ihren Ausweis aus einer Tasche ihrer Jeans, reichte ihn über die Theke, die Verkäuferin schaute hinein und veränderte plötzlich nicht nur ihre Gesichtsfarbe, auch ihr ganzes Auftreten wurde auf einmal viel, wie soll ich es sagen, höflicher. Sie gab den Ausweis ohne viele Worte an meine Mitpatientin zurück.

„Entschuldigen Sie bitte, Sie sehen wirklich wie ein Kind aus. Wie viele Schachteln wollten Sie haben?"

„Ich kenne das Problem. Jugendschutz hin oder her, es ist nicht höflich, einen Menschen einfach zu duzen. Ich nehme vier Schachteln, wie ich schon sagte."

Wir bekamen unsere Zigaretten, kauften noch einige andere Sachen ein und zahlten dann an der Kasse. Vor der Kaufhalle rauchten wir eine erste Zigarette und gingen wieder zurück in die Klinik. Bis zur morgendlichen Visite war nicht mehr allzu viel Zeit. Und zur Morgenvisite sollte man nicht fehlen, sofern man keinen driftigen Grund hatte. Zigarettenkauf war jedenfalls keiner.

Wir hatten unsere Zigaretten, und so oft wir später auch wieder in die Kaufhalle kamen, dort wurden wir nie wieder nach unseren Personalausweisen gefragt.

Ja, so etwas hat es in der DDR auch gegeben, Personal, das sich wirklich um das Wohl der Jugend Gedanken machte.

Was willst du denn mal werden?

Normalerweise sollte dieser Teil an der ersten Stelle in dem Büchlein stehen, das Sie gerade gelesen haben. Warum steht es dann aber am Ende? Ich kann Ihre Frage verstehen, nur zu gut kann ich sie verstehen. Und ich möchte versuchen, Ihnen darauf eine Antwort zu geben.

Wie Sie nun wissen, bin ich zum Zeitpunkt des Schreibens dieser kleinen Geschichten seit über dreiundvierzig Jahren einer der ganz Süßen, und ich gehe einmal davon aus, dass mein Leben noch das eine oder andere Jahr dauern wird. Ich kenne kein Leben ohne den Diabetes, habe wirklich keine bewussten Erinnerungen an das sehr kurze Leben ohne Zucker davor. An religiöse Dinge wie Reinkarnation und so weiter habe ich noch nie geglaubt, und werde damit auch nicht mehr anfangen.

Was liegt also näher als zu sagen, dass der Diabetes mein Leben mehr als nur geprägt hat. Er war bestimmend und ist es noch immer. Es vergeht kein Tag, an dem ich nicht an die Krankheit erinnert werde, an dem ich nicht mit dem Diabetes auf die eine oder andere Weise klar kommen muss, an dem ich nicht agieren oder reagieren muss.

Und so entstand bei mir schon sehr frühzeitig der Wunsch, anderen Menschen zu helfen. Ich wollte etwas von dem zurückgeben, was ich von anderen bekommen habe.

Bedingt durch die vielen Krankenhausaufenthalte in meiner Kindheit und Jugend habe ich angefangen, mich für

Medizin zu interessieren und mich intensiv mit ihr zu befassen.

Wenn ich damals ins Krankenhaus musste, war ich immer im Kinderhospital Altenburg. Ich habe dort ungezählte Wochen und Monate meines Lebens verbracht. An diesem Ort habe ich viel gelernt, nicht nur über mich und den Diabetes, sondern über Medizin im Allgemeinen.

Als ich dann langsam ins Teenageralter kam, haben mich die Ärzte immer wieder gefragt, was ich denn werden möchte, wenn ich erwachsen bin. Von Anfang an stand mein Entschluss fest: Ich wollte unbedingt Arzt werden, wollte Facharzt für Diabetes werden, wollte anderen Diabetikern helfen.

Es geschah genau das, was ich mir erhofft hatte.

Im Kinderhospital war es aufregend und nicht nur die Zeiten des Spielens waren schön. Viel interessanter als die Zeiten des Spielens und Tobens waren die Zeiten des Lernens.

Wie ich das meine? Nun, sehen Sie, in den heutigen Zeiten werden die meisten Untersuchungen ausschließlich von gefühlslosen Automaten durchgeführt.

Man gibt auf der einen Seite eine Probe in die Maschine und am anderen Ende kommt dann nach mehr oder weniger langer Wartezeit das Ergebnis zum Vorschein. Nein, ich habe nichts gegen modernere Zeiten, sie sind einfach schneller, sie sind genauer, aber damals habe ich zum Beispiel noch gelernt, wie man den Blutzucker auf die alte Methode bestimmt:

Die entnommene Blutprobe in Essigsäure geben, zuerst schütteln, danach zentrifugieren, dann die sich oben befindende glasklare Flüssigkeit mit der gelösten Glukose mittels einer Pipette in eine andere Säure geben. Dies war der einzige Schritt, den ich nicht selbst machen durfte, weil diese Säure stark ätzend und giftig war. Aus dem Kühlschrank holte ich dann eine Lösung, die eine genau definierte Menge Glukose enthielt, weswegen sie auch „Standard" genannt wurde. Auch davon kommt eine genau dosierte Menge in ein zweites Reagensglas, wieder mit der gefährlichen Säure. Nun die Reagensgläser in ein Wasserbad stellen und genau zehn Minuten kochen. Die vorher farblosen Flüssigkeiten werden dabei grün, und nach einigem Training lernt man dann, schon anhand der Verfärbung den Zucker in etwa abzuschätzen, allerdings ohne Garantie auf Richtigkeit. Nach dem Kochen füllt man eine genau bestimmte Menge der grünen Flüssigkeiten in kleine viereckige Glasgefäße.

Als nächstes müssen wir nun das Nanometer auf dem Tisch auf die richtige Wellenlänge einstellen, um es genau zu sagen, auf absolut exakt vierhundertdreißig Nanometer. Nun gibt man die Proben eine nach der anderen in das Gerät und liest an einer Anzeige den Wert ab, der dort angezeigt wird. Jetzt noch ein bisschen Mathematik der höheren Klassen, der berühmte Dreisatz, und schon hat man den aktuellen Wert des Blutzuckers.

Ich habe das damals immer selbst gemacht, die ersten paar Mal unter genauer Beobachtung und Anleitung, später dann vollkommen eigenständig. Heute könnte ich es noch immer. Zumindest in der Theorie, praktisch macht das kein Mensch mehr, es dauert schlicht und ergreifend zu lange. Eine Maschine macht das in wenigen Sekunden.

Ich war damals sehr oft und dann immer sehr lange im Labor - wenn mich die Schwestern auf der Station nicht finden konnten, riefen sie zuerst im Labor an, ob ich dort wäre und oft musste ich gleich noch Untersuchungsergebnisse für die anderen Patienten der Station mitbringen - und habe dort nicht nur gelernt, wie man den Blutzucker bestimmt.

Unter der Anleitung der Laborantinnen habe ich das Bestimmen von Keimzahlen, also der Anzahl unerwünschter, aber vorhandener Bakterien, im Urin gelernt. Ich habe dort auch Proben angesetzt, auf die sich dann die Ärzte der anderen Stationen verlassen haben. Ich habe zwar auch gelernt, wie man die verschiedenen Arten der im Blut vorhandenen Zellen zählt, allerdings ist es mir niemals gelungen, einige Zellarten auseinander zu halten, so dass ich im Nachhinein die Untersuchungen nicht machen durfte. Das war damals für mich auch gar nicht so wichtig, wichtiger war zu wissen, was in einem Körper passiert, wenn passiert, was passiert. Wozu braucht man weiße und rote Blutkörperchen? Hatten Sie schon einmal das Glück, sich Ihr eigenes Blut unter einem Mikroskop ansehen zu können? Sie bekommen ein vollkommen anderes Bild von Ihrem Inneren, glauben Sie mir.

Sorgfalt im Umgang mit Zahlen und Werten hatte von der ersten Sekunde an die allerhöchste Priorität. Damals wurde die Grundlage für eine Art Neutralität bei mir gelegt, die mir auch später, im weiteren Leben, einige besondere Punkte brachte. Eine Zahl ist eine Zahl, ein Ergebnis ist ein Ergebnis. Wer dahinter steckt, was dahinter steckt, das ist eine vollkommen andere Sache und wird erst im zweiten Schritt interessant.

Ich habe jedoch nicht nur im Labor viel gelernt.

Auch auf der Station des Kinderhospitals haben mir die Schwestern und die Ärzte vieles von dem beigebracht, was es mir selbst heute noch ermöglicht, mit Medizinern auf einigen Gebieten auf ungefähr gleicher Höhe zu sprechen und auf einem gemeinsamen Level zu kommunizieren. Das Messen des Blutdruckes, so richtig mit Stethoskop und Quecksilbermanometer, das Hören, wann man die einzelnen Werte ablesen muss.

Ich habe damals gelernt, den Puls eines Menschen an verschiedenen Körperstellen nach verschiedenen Methoden zu messen.

Im Behandlungszimmer habe ich unter Aufsicht die Medikamente für die anderen jungen Patienten zusammengestellt, habe dort die Materialien für die unterschiedlichen Untersuchungen vorbereiten dürfen. Bei der Gelegenheit habe ich gelernt, dass Sterilität das oberste Gebot in einem

Krankenhaus ist. Reinheit ist die Grundlage einer jeglichen Behandlung.

All die kleinen Arbeiten, die so viel Zeit kosten, aber von niemandem gern gemacht werden, all diese Arbeiten durfte ich erledigen.

Betrachten Sie das bitte nicht als abwertend, im Gegenteil. Ich war sehr stolz darauf, dies tun zu dürfen. Ich war stolz auf das Vertrauen, das man mir auf diese Weise entgegen brachte.

Ich habe in dieser Zeit viel gelernt, habe mir Wissen angeeignet, das man in dem Alter, in dem ich damals war, normalerweise nicht hat. Andere Kinder haben Bücher für Kinder gelesen, ich zog mir die Fachliteratur rein, besonders die Endokrinologie hatte es mir angetan, aus verständlichen Gründen. Nur Wissen ist Macht. Den zweiten Teil dieses Satzes lasse ich bewusst weg. Denn es macht definitiv etwas, wenn man nichts weiß. Lernen, wissen, erfahren, erkennen. Was gibt es Schöneres? Ich habe mir damals zwar noch nicht vorstellen können, was mir all das einmal im Leben bringen würde, heute weiß ich es.

Oft saß ich mit meiner Ärztin zusammen an einem Tisch und sie erklärte mir in ruhigen Worten und vor allem mit schier unendlicher Geduld die Zusammenhänge.

Was geschieht mit dem und in dem Körper, wenn man dieses oder jenes macht? Was bedeuten die einzelnen Werte und Abkürzungen? Warum darf man dieses oder jenes nicht machen, wenn man an dieser oder jener Erkrankung leidet? Warum helfen bei hohem Fieber gerade die Wadenwickel und warum helfen sie manchmal nicht? Woher kommt das Gähnen?

Verstehen Sie mich bitte nicht falsch, aber ich wollte damals alles wissen. Meine Neugier zeigte mir einfach nur einen Weg, meinen Weg, und viele der Menschen, die ich damals traf, haben mich dabei unterstützt, diesen Weg zu gehen. Ich habe mich dann sogar in der Schule angestrengt, sofern ich denn Lust hatte. Okay, das Lernen ist mir schon immer recht leicht gefallen, wie man den Durchschnitten der Zeugnisse entnehmen konnte. Dennoch, ich war in der Schule ein absolut fauler Hund und habe dennoch die neunte Klasse mit einem Schnitt von eins Komma drei zu Ende gebracht, hatte damit alle Chancen, auf die Erweiterte Oberschule zu gehen, heute zu vergleichen mit dem Gymnasium. Ich hätte aber den Abschluss der Erweiterten Oberschule für das Medizinstudium benötigt.

Nun, ich konnte schon damals meine Klappe nicht halten und habe schon zu jener Zeit das gesagt, was meine Meinung war. Daraufhin wurde mir der Gang zur EOS, Abkürzung für Erweiterte Oberschule, mit der oft benutzten Begründung verwehrt, dass mein Auftreten gerade in den von allen gehassten gesellschaftlichen Belangen sehr zu wünschen übrig ließe.

Weshalb sollte ich mich heute darüber aufregen oder vielleicht gar eine Klage auf Ersatz irgendwelcher entgangenen Möglichkeiten einreichen? Gegen wen? Was könnte ich heute mit so einem Blödsinn erreichen? In meinem jetzigen Alter könnte ich das Abitur lediglich an einer Abendschule nachholen und damit wären mir alle Fächer verboten, die den Numerus Clausus haben.

Aber damals, noch weit weg von einer jeglichen Festlegung für meinen beruflichen Werdegang, stand dies noch nicht zur Debatte. Nur mein Wunsch stand fest, ich wollte einfach nur Arzt werden. Früh krümmt sich, was ein Häkchen werden will. Und da nun einmal vor dem Preis der Fleiß steht, lernte ich damals so viel wie ich lernen konnte.

Ob Sie es nun glauben oder nicht, ich war stolz, ich war froh und ich bin es noch immer. Es ist ein gutes Gefühl, wenn Sie noch immer in den Unterlagen lesen können und dann auch noch in der Lage sind, das Gelesene zu verstehen in. Wenn Ihnen die Abkürzungen dann noch etwas sagen, wenn Sie damit etwas anzufangen wissen.

Ich habe damals gelernt, wie eine Patientenkurve richtig geschrieben wird, habe gelernt, was Sorgfalt bedeutet, wie wichtig es ist, gerade im medizinischen

246

wie wichtig es ist, gerade im medizinischen Bereich.

Und nun, viele Jahre später, habe ich keinen Abschluss in einem medizinischen Bereich in der Tasche, ich bin nur ein ganz normaler Facharbeiter geworden, habe meine Interessen geändert und gleichzeitig einen Traum zu Grabe getragen.

Es hat mich eingeholt, das Leben, verdammt ging das schnell. Warum sich aufregen? Warum meckern? Warum unzufrieden sein? Nur weil ein Traum nicht in Erfüllung ging? Oder weil all die Mühen der Ärzte und Schwestern nicht vom Erfolg gekrönt waren? Ich bitte Sie, wen interessiert das heute noch? Wer fragt denn nach mehr als dreißig Jahren, warum man ein Ziel nicht erreicht hat?

Ich schaue heute auf eine bislang schöne Lebenszeit zurück, auf Stunden voller interessanter Gespräche, auf viele Erklärungen, auf all das, was mir damals beigebracht wurde und was ich noch heute im Kopf habe, auf das, was ich weiß und auf das, was ich kann.

Ich blicke zurück auf Stunden des Lebens und der Trauer, der Freude und des Leids. Durch den Zucker, der mein ganzes Leben mehr oder weniger bestimmt hat, habe ich etwas gefunden, was ich sonst vielleicht nicht gefunden hätte, nämlich das Wissen, dass es fast keine Grenzen gibt, dass man im Leben beinahe alles erreichen kann, wenn man ein Ziel nicht aus den Augen verliert.

Mein Leben hat sich anders entwickelt als gedacht. Ich bin kein Arzt geworden und vielleicht sind einige Menschen jetzt enttäuscht. Ich bin es nicht. Was diese Menschen mir beigebracht haben, was sie mich gelehrt haben, ihre Saat ist auf fruchtbaren Boden gefallen. Ich könnte nun sicher ein paar Namen nennen und Personen direkt danken, aber ich möchte meinen Dank allgemeiner formulieren:

Mein Dank gilt all den Schwestern und Ärzten, die mir

von den ersten Minuten meines Daseins als Diabetiker jederzeit mit Rat und Tat zur Seite gestanden haben.

Ich danke Ihnen allen für die Zeit, in der Sie mir all das erklärt haben, was ich wissen wollte, auch wenn es manchmal sicherlich sehr ungewöhnliche Fragen waren.

Ich danke Ihnen dafür, dass Sie es gemeinsam möglich gemacht haben, dass ich heute genau das Leben führen kann, das ich führe.

Danke für Alles!

Ich danke Ihnen allen!

Quellen:

[1] R. W. Yamamoto, „WENN…Aus den Wassern vom Ashi-See",
2014, ISBN 978-1497352360

[2] http://www.jma.go.jp/en/quake

[3] http://www.lebensmittel-tabelle.de/stoffwechsel.html

[4] Maya del Moto, „Abgründe der Einsamkeit ", 2014,
ISBN 978-1497352308

[5] Hrsg. Institut für Diabetes Karlsburg, „Ein Dorf und sein Institut", ASIN: B007VW92JA

[6] „Das Schneechaos 1978/79", NDR